A guide to comfortable English

新訂

うまい英語で
医学論文を書くコツ

世界の一流誌に採択されるノウハウ

植村研一 浜松医科大学名誉教授

医学書院

著者略歴
植村研一(うえむらけんいち)

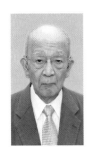

1933年生まれ．鹿児島県立川内高等学校卒．1959年千葉大学医学部卒．1962〜1967年 State University of New York Upstate Medical College で生理学修士課程，脳神経外科レジデント教育を修了．1967年 Oxford 大学と London 大学附属 National Hospital for Nervous Diseases で臨床助手として勤務．1978〜1999年浜松医科大学脳神経外科教授．現在，浜松医科大学名誉教授，日本医学英語教育学会名誉理事長．

新訂 うまい英語で医学論文を書くコツ
―世界の一流誌に採択されるノウハウ

発　　行　2019年10月1日　第1版第1刷Ⓒ
著　　者　植村研一
発行者　株式会社　医学書院
　　　　　代表取締役　金原　俊
　　　　　〒113-8719　東京都文京区本郷1-28-23
　　　　　電話　03-3817-5600(社内案内)
印刷・製本　大日本法令印刷

本書の複製権・翻訳権・上映権・譲渡権・貸与権・公衆送信権(送信可能化権を含む)は株式会社医学書院が保有します．

ISBN978-4-260-03936-9

本書を無断で複製する行為(複写，スキャン，デジタルデータ化など)は，「私的使用のための複製」など著作権法上の限られた例外を除き禁じられています．大学，病院，診療所，企業などにおいて，業務上使用する目的(診療，研究活動を含む)で上記の行為を行うことは，その使用範囲が内部的であっても，私的使用には該当せず，違法です．また私的使用に該当する場合であっても，代行業者等の第三者に依頼して上記の行為を行うことは違法となります．

JCOPY 〈出版者著作権管理機構　委託出版物〉
本書の無断複製は著作権法上での例外を除き禁じられています．複製される場合は，そのつど事前に，出版者著作権管理機構(電話 03-5244-5088，FAX 03-5244-5089，info@jcopy.or.jp)の許諾を得てください．

推薦の序

　このたび植村研一先生による「新訂　うまい英語で医学論文を書くコツ」が出版されることになった．グローバル化の時代にあって，英語でプレゼンテーションをし，英語で論文を執筆することは，医師や医療関係者にとって必要不可欠である．しかしながら一流の英文雑誌に日本人が論文を投稿し，査読者や編集者と討論し，採択にこぎ着けるまでの道のりは長い．植村先生は28年前(1991年)，この著書の初版を世の中に発表した際に「comfortable English」の重要性を説かれた．日本人の書いた多くの英文を例にあげ，その一文一文を60～80%に縮小することが可能であることを見事に示された．この考え方はまさに目から鱗，であり，初版が大好評で多くの読者が購入したのも当然である．私は植村先生と同じ脳神経外科医であるが，多くの脳神経外科医が，絶版となった初版の中古(古本)をネット上などで探していたのを知っている．英語論文を執筆しようとするものにとって，この新訂は待ちに待ったものといえる．

　今回の新訂(いわば第2版)ではcomfortable Englishの考え方や例文の提示については，初版と同様の考え方が貫かれているが，新しく，一流英文雑誌に採択されるための表題の付け方，考察の書き方のコツが第1章「学術論文のうまい書き方」に詳しく述べられている．最も重要な点は，indicative title(表示的表題)ではなくinformative title(内容的表題)を論文名にすること，である．一流英文雑誌では大量の投稿があるため，編集委員長は表題を見ただけで多くの論文をゴミ箱に捨ててしまう，とのお話は刺激的である．日本語の雑誌に「〇〇の研究」という表題(つまり表示的表題)の論文が非常に多いことを考えると，なるほどと納得してしまう．

　植村先生は医学界における同時通訳の第一人者でもある．第2章の「うまい英語での表現法」には，同時通訳の経験から生み出された先生独自のcomfortable Englishの極意が沢山ちりばめられている．同時通訳ほどコンパクトにそしてクリアに2種の言語を結びつけなければならない作業はない．そのような

大変な作業を何十年も経験されてきた植村先生だからこその極意は非常に説得力がある.

　植村先生は日本脳神経外科学会の補佐組織として 1980 年代に脳神経外科同時通訳団を結成された.また医学教育の中で英語教育に特化した活動を行う,日本医学英語教育学会を 1998 年に設立された.これらの活動の中で,適切な医学英語の表現法や,どうやれば一流英文雑誌に論文を掲載することができるかなどについて,いつも重要な指導をしてくださっている.今回発刊された新訂版はそれらの集大成であり,多くの読者が教えに従って,「うまい」表題をつけ,comfortable English をマスターし,一流英文雑誌への論文掲載に成功することを祈っている.

　2019 年 7 月

岡山大学大学院脳神経外科教授
日本医学英語教育学会理事長
日本脳神経外科同時通訳団団長
伊達　勲

推薦の序

　2020 年から，日本では小学校 1 年からの英語教育が必修化されます．つまり，2034 年頃の医学部 2 年生は，小学校，中学，高校，そして医学部低学年までの 14 年間，英語教育を受けてきたことになります．それだけ長期間にわたり英語教育漬けになっても，英語での研究論文は一朝一夕では決して書けません．ましてや海外の一流学術雑誌に論文が採択される可能性は，一部の例外を除き，日本国内だけで英語教育を受けてきた人にはほとんど不可能に近いでしょう．では医学部を卒業後，医師となれば英語論文が書けるのか？　との問いに対しても上記同様の残念な答えが返ってきます．

　多くの場合，教授からの指示により英語論文を書かされる羽目に陥ります．そして必死になって関係する海外の論文を読み漁り，日本語でまず論文を完成させてから英訳することになります．もしも精神的な余裕があれば，気になる英語表現を自分の文体に取り込むことも可能かもしれませんが．本来英語運用能力が潜在的にある医学部学生時代から地道に努力すれば必ず英語論文は書けるようになるはずです．

　そのための強力な助けになるのが，本書『新訂　うまい英語で医学論文を書くコツ』です．中学生時代の英語学習で関係代名詞に苦労した割に，自分が書く日本語自体が関係代名詞だらけの文体になってしまう．同様に受動態に苦労した割に，自分が書く日本語自体が受動態だらけの文体になってしまう．それを英語に翻訳しようとするから支離滅裂な英文になってしまうのです．本書は，タイトル通りにうまい英語で医学論文を書く「コツ」を丁寧にそして詳細に教えてくれます．英語論文の書き方，表現法，添削例の総合的解析，および原文と訂正文の対比が「コツ」を教えてくれるのです．特に添削例と訂正文の対比の個所を読むのは時間を要します．ですから一読してすぐにうまい英語が書けるようには決してなりません．じっくりと「なぜ？」と前後関係や文体の変更箇所を理解しながら読むべき本です．"comfortable English" とはなるほどこういうことなのか，と

納得しながら時間をかけて読むべき書です．「言語心理学」や「短縮率」という表現の意図を理解できれば「コツ」を会得できます．必ず….

　著者である植村研一先生は，世界有数の脳神経外科医であり，臨床教育の分野でも長年にわたって情熱を捧げてこられた先生であり，世界に通用する医師を育ててこられました．その過程において日本医学英語教育学会を設立され，学会の名誉理事長となられた今でも，後進の指導には親身な対応をされています．

　末尾となりましたが，恩師の著書に推薦の序を書く機会はこの上ない名誉なことと感じております．

2019 年 7 月

獨協医科大学医学部特任教授

安藤　千春

新訂にあたって

　自分の医学研究の成果を世界中の医学者に認知してもらうには，世界，殊に米英国の一流誌に論文を英語で掲載してもらうのが最も効果的である．残念ながら日本の小・中・高の学校教育や医学部教育では，人に読まれる効果的な日本語での作文，論文の書き方すら十分には教育されていない．また医学部大学院でも大学院生や若い医学研究者に研究の仕方は指導しても，世界の一流誌の採択基準の観点からの日本語での論文の書き方の教育はほとんどなされていない．そのような状況の中で，若手研究者が日本語で書いた論文を，自力で逐語的に英訳して，米英人にうまい英語に添削してもらっても，世界の一流誌では即座に拒否されるのは当然である．

　問題は英語のうまさではなく，論文の構成 structure（style）で拒否されていることを知らなければならない．日本の学術誌では，研究成果の内容が優れていれば，論文の構成のいかんにかかわらず採用されるが，世界の一流誌では，構成が効果的でなければ，内容を読まずに，したがってせっかくの研究成果も編集委員会で評価される前に，編集長の独断で採用が拒否されるという厳しい判定がなされていることを知る必要がある．

　医学論文の書き方については，既に多くの本が出版されているが，世界の一流誌が求めている構成のポイントをわかりやすく解説したものは少ない．しかも多くの日本の医学者が愛用している構成が，世界の一流誌では拒否される構成であることも留意する必要がある．

　私は 1991 年に医学書院から『うまい英語で医学論文を書くコツ―A guide to comfortable English』を出版し，たいへん多くの医学者にご購読いただいたが，これを書いたときには，日本の医学者は日本語では適切な論文を書けるという前提でそれをいかにうまい英語に翻訳するかを論じた．しかし，その後，多くの学会発表を聴いたり，日本語の医学雑誌『脳波と筋電図』の編集委員になって日本語の医学論文を読んで，「日本人医学者の中には日本語でもうまい論文が書けな

い人が多い」のに驚いた。「序文」に書くべきことが「考察」に書かれていたり，「考察」が「総説」になっていたり，図と表がダブっていたり，表示すればすむデータが延々と「結果」に記述されていたり，要するに科学論文の構成法が全く理解されていない。そこで，E. J. Huth の "How to Write and Publish Papers in the Medical Sciences" を監訳した『うまい医学論文の準備と作成』を1994年に医学書院から出版した。

　その後，日本の医学者の愛用している構成が，国際的立場では受け入れられないものであることに気付き，今回，構成の視点に重きをおいた大改訂を行うことにした。

　推薦の序をくださった伊達勲先生と安藤千春先生には，深く御礼申し上げます。また，安藤先生には，本文中の英語を専門家のお立場から校閲もしていただきました。本書の出版にご尽力いただいた医学書院の山﨑恵美さん，川口純子さんにも心より感謝申し上げます。

　最後に本書を熟読された若手研究者の論文が，世界の一流誌に数多く採用されるようになることを期待してやまない。

　2019年7月

植村　研一

初版　はじめに

　日本の医学が遅れていた時代には，日本人の医学者や医師にとって必要な語学力は，外国の医学論文を自由に読みこなせる読解力だけで十分でありました．事実，日本の医学者や多くの医師は，少なくとも英語で書かれた医学論文の読解には何も不自由を感じていません．この意味では日本における従来の中学・高校・大学一般教養課程の8年間の英語，大学一般教養課程の2年間のドイツ語もしくはフランス語の文法と読解力を中心とした語学教育は一応の成果を得ているといえましょう．

　しかし，日本の医学が世界一流の水準に達し，日本の医学に対する諸外国の医学者や医師の関心が大いに高まってきた今日，日本の医学者や医師は研究の成果を日本語でなく英語で発表する機会は多くなり，どんどん発表することが義務となってきています．ドイツ語やフランス語はこれからも読解力だけあれば事足りるでしょうが，「国際語としての英語」に関する限りは，英作文力はもとより，少なくとも国際学会で自由に質疑応答ができる程度の英会話能力までも必須となってきています．

　ところが，中学・高校・大学と8年間も英語を勉強させられた日本人医学者や医師のほとんどは，国際学会で自由に発言できず，また英語で論文を書いても「何を書いているのかよくわからないひどい英語だ」と米英の医学雑誌の編集者にクレームをつけられているのはなぜでしょうか．医学部入試であれだけの英語の問題をこなして入学して来る「エリート」達は確かに相当の英文法の知識と英文読解力と，ある程度の「和文英訳力」を持っていますが，「英会話力」や「英作文力」はほとんど持っておらず，「英語が使いこなせていない」のです．

　せっかくの大学2年間の英語教育も「英会話力」や「英作文力」の養成には少しも役立っていません．これらの「エリート」達は，医学部卒業後は研究や生涯教育のために英語の医学論文を絶えず読み続け，英文読解力はますます向上の一途を辿っているにもかかわらず，「英作文力」がいっこうに向上しないのはな

ぜでしょうか.

　ここで私個人と英語との関係を少し紹介すれば，私は中学に入った時から，正規の英語の授業とは別に平川唯一先生の『生きた英語』をラジオ（カムカム英語）で学び，中学3年の時は英会話も自由で通訳もさせられていました．中学・高校・大学と ESS（English Speaking Society）を通して英語弁論大会にも毎回出ていましたので，英作文と public speech も大いに学ぶ機会に恵まれました．1959年，千葉大学医学部卒業後，横須賀米国海軍病院でインターンしていた時「生きた医学英語」に接し，そのまま7年間米国，半年間英国へ留学して脳神経外科医になって，1968年帰国しました．以来，本業の脳神経外科の診療と教育のほかに，脳神経外科関係の多くの学会で同時通訳を務める一方，15年以上も日本脳神経外科学会の英文機関誌である "Neurologia Medico-Chirurgica"『神経外科』で，日本人の書いた英語論文の英文添削を外国人と共にやってきており，ここ数年は浜松医科大学の3・4年生を対象に「医学英語セミナー」の授業を行ってきています.

　こうした経験を通じて，日本人の書いた医学英文を米人と長年にわたって共同添削してきた結果，日本人の書く「文法的には正しい英文」と，米英人の好む「気持ちの良い英文」"comfortable English" との違いについて一定の法則があることに私は気づきました．また，かなりの英文読解力のある教室員が書いた英文を，1～2編だけ丁寧に解説しながら添削してやると，またたく間に英作文力が向上することもわかってきました.

　そこで，これまでの数多くの実際の学術論文の添削例と浜松医科大学の「医学英語セミナー」で学生に書かせた英作文の添削例の中から，日本人の英語の "uncomfortableness" を代表する例を示して，丁寧な解説を加えたわかりやすい解説書を出版すれば，これからの若い多くの日本の医学徒の国際舞台での活躍に多大な貢献ができるのではないか，こう考えてまとめたのが本書です.

　本書の出版を1987年に思い立ってから，多忙と本書の執筆のための資料の整理，疑問点の解明などに追われて既に3年が経過してしまいました．その間，医学書院の編集部の樋口覚氏の絶えざる激励と，また本書の執筆を知った多くの脳神経外科の先生方からも絶えず催促をいただいた結果，やっとここに結実した次第です．しかし，何よりも私が感謝を表明しなければならないのは，サイメッド社で "Neurologia Medico-Chirurgica"（日本脳神経外科学会英文機関誌）の

徹底した丁寧な添削を5〜6年続けてこられ，comfortable English を御教授下さった Mrs. Donna Herman Sugoh と，編集上に多大な助言をいただいた同社社長中川宏章氏，同社編集部の鈴木真理子嬢，更にこの原稿の全文を丁寧に読んだ上で貴重な御教授を下さった浜松医科大学英語担当の大木俊夫教授と，その相談に乗って下さった浜松医科大学英語担当の Dr. Martha Alexander, Dr. David B. Kelley 教師です．また，付録については早稲田大学心理学科の福沢一吉先生にお世話になりました．

　また，本来ならば，今回原文として使用させていただいた英文の原著者に，いちいちその使用の許可を得るべきと思われましたが，多数の方に及び，かつ中には原典が不明となったもの，などがあり，かつ使用させていただいた部分がもとの論文のごく一部であること，また解説のため，原文を少し訂正したものを原文としたものもあり，いちいちお断りできませんでしたので，ここにまとめて御了承を賜りますよう切にお願い申し上げます．

　私自身，英文学者でもなく，英語の教師でもありませんので，不備な点が多々あると思われますので，読者の方からの御教示を歓迎する次第です．

平成3年3月1日

植村　研一

目次

I 学術論文のうまい書き方　　1

1. 日本語の論文をいかにうまい英語に訳しても採用されない ... 2
2. 論文採用基準の日米差 2
   - 1 日本の医学会誌は学会の買い取り　　2
   - 2 英文誌は世界中に販売される商業誌で
     査読前の編集長による拒絶がある　　3
3. 米英国の一流出版社の立場 3
   - 1 雑誌の販売部数を増やしたい　　3
   - 2 製作費（総頁数）を減らしたい　　3
   - 3 内容の優れた論文を多数載せたい　　4
   - 4 各論文の頁数をできるだけ減らしたい　　4
   - 5 広い分野の読者に読ませたい　　4
4. 原著論文を採択されるようにうまく書くコツ 6
   - 1 原著論文の構成　　6
   - 2 うまい表題の作り方—indicative title と informative title　　7
   - 3 うまい抄録の書き方　　11
   - 4 うまい序文の書き方　　12
   - 5 うまい対象・方法の書き方　　13
   - 6 うまい結果の書き方　　14
   - 7 うまい考察の書き方　　18
5. 採択されるように症例報告を書くコツ 19
   - 1 採択される症例報告とは?　　19
   - 2 症例報告のうまい書き方　　19

Ⅱ うまい英語での表現法 21

1. 文法的和文英訳をしてはならない 22
2. うまい英語に意訳するコツ 24

  1 comfortable English（うまい英語）とは何か   24

  2 comfortable English への意訳の手順   25

  3 paragraph と段落の違い   25

  4 英文の階層的構成   28

  5 subject は「主語」ではない   28

  6 米英人は能動態を好む   29

  7 simple and clear statement に徹する   32

  8 動詞のうまい使い方   33

  9 不要語の削除   38

  10 略語の使用上の留意点   39

  11 「思う」＝"think" だけではない   43

  12 否定文の日英差   45

  13 be 動詞をできるだけ避ける   47

  14 of をできるだけ避ける   47

  15 冠詞の使い方   48

  16 時制 tense の使い方   52

  17 male と female の使い方   54

  18 limb と extremity の使い分け   55

  19 case と patient の使い分け   55

  20 英文での数字の使い方   56

  21 年齢の表現   59

  22 数量の表現での留意点（by と to の違い）   59

  23 標準偏差と標準誤差の区別   59

  24 by と with の使い分け   60

  25 語・句はどのような順序で並べたらよいか   66

Ⅲ comfortable English 100本ノック
―添削例の総合的解析 73

Ⅳ さらに，comfortable English 100本ノック
―原文と訂正文の対比 135

付録1 対談 うまい英語で地球が狭くなる
　　　　―アクセプトされる英語医学論文を書くために
　　　　植村研一　M. L. Robbins 172

付録2 よくみられる語，句の使用上の誤り 187

付録3 略語一覧 194

索引 206

イラスト：堀江篤史
装丁：糟谷一穂

I

学術論文の
うまい書き方

1. 日本語の論文をいかにうまい英語に訳しても採用されない

　自分の医学研究の成果を世界中の医学者に認知してもらうには，世界，殊に米国の一流誌に英語で論文を掲載してもらうのが最も効果的である．まして医学部の教員としての昇進には研究業績の蓄積が必要不可欠であり，しかも日本語の論文はその内容がいかに優れていても，国際的業績としては認められないので，若手研究者はすべての論文を英語で，世界一流誌に掲載されるよう努力しなければならない．日本語で既に出版した論文を英訳して出版しようとしても，世界一流誌では何語であるかを問わず未発表の論文しか受け付けられない．私は浜松医科大学教授在職中に，若手研究者に「日本語で論文を出版することは自殺行為である．日本の学会からどんなに推薦されようと，拒否して，世界一流誌に英語で出版すべきである」と力説してきた．

　世界一流誌の編集長の来日講演を聴いたことがある．山と積まれた日本からの投稿原稿の半数以上は表題を見ただけでゴミ箱に捨てている．残りの大半も，抄録の最初と最後の行を読んだだけで，内容も読まずにゴミ箱に捨てていると主張された．理由は解説されなかった．その後の，私の研究で以下のような理由が明らかになった．

2. 論文採用基準の日米差

1　日本の医学会誌は学会の買い取り

　日本語で書かれた論文は基本的には日本人にしか読まれず，学会誌の場合は学会員以外の人に読まれることはほとんどない．学会は出版社に学会員数の買い取りを条件に定期的出版を依頼している．したがって出版社は，編集長や編集委員会に掲載論文の採択を一任している．

　一方，優れた内容の論文のほとんどは，英語で米英国の一流誌に投稿されるの

で，日本語で投稿されたわずかな数の論文は，投稿規定違反や内容に特に問題がなければ，すべて編集委員会にかけられ，掲載可能な数の論文を選ぶのが編集委員の任務となる．

2 英文誌は世界中に販売される商業誌で査読前の編集長による拒絶がある

米英国の一流誌の場合は，まったく事情が異なる．英語で書かれているために，世界中で購読されている．米英国の学会誌ではあっても，外国から多数の論文が投稿されてくるので，一流誌の場合，年間に 1,000〜4,000 本も投稿されてくる．そのため，掲載率はわずか数％といわれている．投稿論文の 90％以上は編集長によって reject される．

3. 米英国の一流出版社の立場

米英国の一流出版社は利益を上げるため以下の①〜⑤の考えのうえに出版活動を行っている．

1 雑誌の販売部数を増やしたい

世界中から投稿されてくるということは，それらの国での購読にもつながるので，出版社は米国内の学会員数より 10 倍も多く外国に販売しようと懸命になっているのである．たとえば，米国のある脳神経外科学会誌の場合，日本で 2,000 部以上の販売を要求し，それが達成されなければ，出版社が編集長を解雇することすらある．外国でも多数売れるように編集長に圧力をかけている．

2 製作費(総頁数)を減らしたい

雑誌の製作費を減らすには総頁数を減らすのが最も効果的である．

3 内容の優れた論文を多数載せたい

世界中に多数販売するには，内容の優れた論文をできるだけ多数載せる必要がある．

4 各論文の頁数をできるだけ減らしたい

製作費を減らし，かつ論文を多数載せるという目的達成のためには，各論文の頁数をできるだけ減らす必要がある．

5 広い分野の読者に読ませたい

たとえば，脳神経外科の雑誌の場合は，世界中の脳神経外科医のみならず，神経内科，精神科，神経心理科，整形外科など，少しでも関連のある分野の研究者にも購読させたい．そのためには以下の5点が重要となる．

①表題に魅力的メッセージを
②抄録は簡潔・明快に
③序文で読者の読む気を起こさせる
④わかりやすい図表を効果的に
⑤略語の明確さ（専門外の人にもわかる説明）

以上のニーズに応えるために，投稿論文が採択されるまでのプロセスや編集長の権限と編集委員会の役割が日本とはまったく異なる．図1に示したように，原稿は出版社の編集部に投稿されてくる．編集部の事務員によって，投稿規定違反や字句のミスなどがあれば投稿者に返送されるが，それ以外の論文は編集長に査読を依頼される．日本ではほとんどの論文が編集委員会の評価と審議の結果採択が判定されているが，米英国の一流誌では，編集長の独断で大多数が拒絶され，ごくわずかしか編集委員会の評価にかけられていない．

米国一流誌の編集長の説明は以下のようであった．日本と同様に，米国でも学会の学術総会の会長は毎年交代するため，名門医学部の主任教授ならいつかは順番が廻ってくるので，争奪戦はない．ところが，学会誌の編集長は，一度就任す

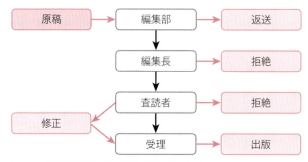

図1　論文が採択されるまでのプロセス

ると長年にわたって学会誌の掲載論文の選定権を独占するので，激しい争奪戦となる．就任した直後から，他の編集委員から罷免されない努力をし続けねばならない．日本の編集長のように投稿された原稿を即座に編集委員会にかけたら，「一目見て不適切だとわかる論文も見分けられないのか」，「大学の業務に忙しいのに，こんな論文まで査読させられたらたまらない」といって即座に解任されてしまう．したがって自分の独断で掲載可能な優秀な論文のみを選んで編集委員会に，専門的立場からの加筆修正をお願いしているだけである．編集長といえども，狭い専門分野の研究者だから，専門外の論文の加筆修正は，その分野の専門家に依頼するしかなく，それを依頼するのが各専門分野の代表で組織されている編集委員会なのである．

　具体的には，図2に示したように，まず表題を見ただけで，大半をゴミ箱に捨てる．次に，抄録の最初と最後の行を見て，また大半をゴミ箱に捨てる．次に序文の最初のパラグラフを読んで読者が読む気にならないようなものはどんどんゴミ箱に捨てる．次のMaterials & Methods（対象と方法）とResults（結果）は，専門分野が違うと理解できないのでまったく見ずに，Discussion（考察）の最初と最後の行をちらっと見て，不適切なものはゴミ箱に捨てる．翌日編集長の秘書がゴミ箱から捨てられた論文を拾い出して，「ご投稿ありがとうございました．編集委員会で慎重に査読した結果，採択されませんでした」という丁寧な手紙と共に原稿が投稿したままの状態で投稿者に返送される．

　一方，編集長が採択した原稿は，同じ研究分野の査読者に回され，赤字で数多くの修正がなされ，中には追加の実験の指示すらあり，それを読んだ若手の投稿者は，こんなに修正されるのでは，到底採択は無理と勝手に誤解して，投稿を諦

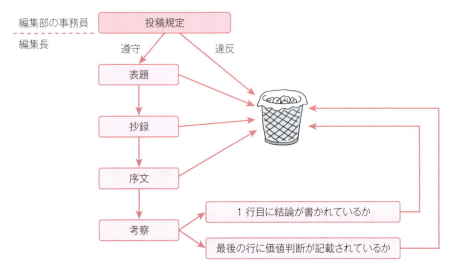

図2 編集長の任務

めたり，他の医学誌に投稿したりする．せっかく一流誌に採択された論文を自ら取り下げる大失敗をしてしまう．

　内容も読まれないでゴミ箱に捨てられないためには，どうしたらよいかを以下順を追って解説する．

4. 原著論文を採択されるように うまく書くコツ

　学術論文には，原著論文，症例報告，総説などがあるが，総説は各分野の長老が書くのが普通であるので，若手研究者を対象とした本書では，原著論文の書き方について詳しく説明し，最後に症例報告の書き方の要点を述べることとする．

1 原著論文の構成

　原著論文は，研究によって得られた新知見を，一定の書式（構成）（図3）に従って他の研究者にわかるように公表するものである．

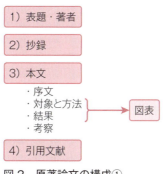

図3　原著論文の構成①

　著者名は日本語では姓名を漢字で書き，所属も明記する．問題は英語で投稿するときの氏名，所属の書き方である．日本名のローマ字表記法には色々な種類があるが，自分のパスポートに登録したもの(ヘボン式)と同一のものを書く．問題は所属の英訳である．これは勝手に英訳してはならない．大学名や病院名などは本部で英訳が既定されているのが普通なので，事務局に確認する．たとえば東京大学は Tokyo University ではなく The University of Tokyo，千葉大学は Chiba University であって University of Chiba ではない．愛知医科大学は Aichi Medical University であって Aichi Medical College ではない．浜松医科大学は Hamamatsu University School of Medicine であって，Hamamatsu Medical University ではない．医学部は千葉大学では School of Medicine だが，東京大学では Faculty of Medicine である．

　以前の論文の構成では，考察の後に結論の項目があったが，現在の米英国の一流誌では結論は考察の中に書くことになっているので，結論の項目はなくなった．

　研究とは「未知の問題を解決する」ことであり，その成果を公表するのが原著論文である．したがって原著論文は図4に示したように，「問題解決の形式」に従って構成され，序文で設問「問題提起」し，考察で「解答」を書くのである．

2　うまい表題の作り方―indicative title と informative title

　まずうまい表題(タイトル)の作り方を学ぶ前に，編集長が一見しただけでゴミ

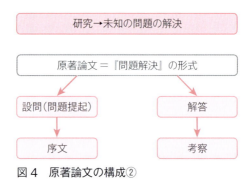

図4　原著論文の構成②

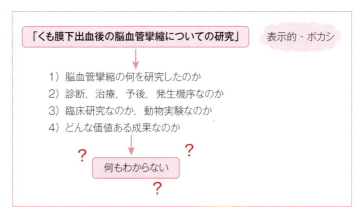

図5　典型的な悪い表題(タイトル)
研究課題を単に示しただけのタイトル．研究内容がぼかされていて伝わらない．

箱に捨てるような「悪い表題」を検討する．図5に示したのは典型的な「悪い表題」である．これでは何をどのように研究し，どんな価値のある成果が得られたのか，まったく不明である．これを図6のように改良すれば，研究の成果と価値がよく理解できる．

表題には悪い例のような「表示的表題」"indicative title"と，よい例のような「内容的表題」informative title"の2種があることを認識すべきである．研究課題を単に示したのが表示的表題であり，研究成果をメッセージとして明示したのが内容的表題である．図7は表示的表題と内容的表題の他の例を示した．

表1に，日本の4つの学会のプログラムの表題を内容的表題と表示的表題に分類した．A，Bの2つの学会では内容的表題が5%以下であった．C，Dの2

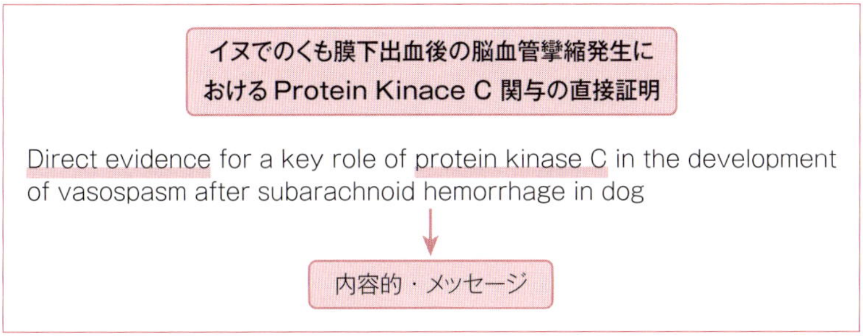

4. 原著論文を採択されるようにうまく書くコツ

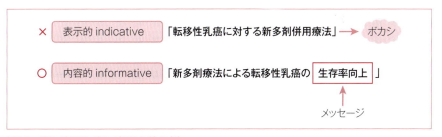

図6 良い表題の例（図5の改良）
研究内容を具体的に表し，研究成果をメッセージとして明示している．

図7 悪い表題と良い表題の他の例

表1 本邦のある4学会のプログラムの表題の比較

学会	内容的表題		表示的表題		合計
A	5	1.1%	452	98.9%	457
B	5	4.4%	108	95.6%	113
C	40	29.6%	95	70.4%	135
D	10	25.0%	30	75.0%	40
計	60	8.1%	685	91.9%	745

つの学会では，日本の学会としては珍しく内容的表題が多いが，それでも25～30％である．平均すると日本の学会では内容的表題が8％に対して，表示的表題が92％であった．

学術誌の場合はどうであろうか．表2に示したように，日本脳神経外科学会の英文の学会誌である"Neurologia Medico-Chirurgica"の2011年1月号から2014年5月号までの90編の原著論文を調査したところ，表示的表題が71編（78.9％）であったのに対して，内容的表題は19編（21.1％）であった．これに対

表2　本邦と米国の雑誌掲載論文表題の内訳

雑誌	内容的		表示的		合計
Neurol Med Chir (Tokyo) 2011〜2014/5	19	21.1%	71	78.9%	90
J Neurosurg 2014V.120 (1〜3)	70	97.2%	2	2.8%	72

1．採択率の向上	3．読者の記憶に残る
2．聴衆・読者の獲得	4．引用率の向上

図8　メッセージのある内容的表題の利点

して米国の脳神経外科学会誌である "Journal of Neurosurgery" の2014年版の1〜3号の72編の原著論文では，内容的表題が70編（97.2%）であったのに対して，残りの2編（2.8%）は設問形式の表題で，表示的表題は皆無であった．この日米の差は他の学会誌でも同様であった．

　表題（タイトル）は，読者の興味を最初に惹きつけるものであるから，魅力的なメッセージを明記していなければならない．メッセージとは，その論文で一番言いたいこと，すなわちその論文の結語である．表題にメッセージのない論文は，一流の学会では採用されず，学会誌では読者を惹きつけずに売れないので採択されない．

　このように，米英の一流誌で原則として内容的表題のみが採用されているのは，メッセージのある内容的表題では，抄録や本文を読まなくても，内容が推定・理解でき，記憶されやすく，引用されやすいからである．したがって内容的表題にしたほうが販売数も一段と多くなる（図8）．日本の出版社は外国に販売する気はないので，日本の学者が愛用する表示的表題をそのまま採用しているのである．米国の医学会では表題は「informative title」とすると規定されている[1]．

　前述の編集長が日本からの投稿原稿は，表題を見ただけで，その大半をゴミ箱に捨てていると言ったのは，表示的表題の論文はすべてゴミ箱に捨てていることを意味している．メッセージのない表題の論文は一流誌では決して採用されず，学会では聴衆を集められないことを肝に銘じて，すべての投稿原稿の表題は内容的表題のみにすべきである．

× **不良表題** 当院脳卒中センターにおけるNutrition Support Team(NST)の発足と効果

○ **改良表題** Nutrition Support Team による脳卒中低栄養群の効果的栄養改善

図9　不良表題とその改良例

内容的表題例

○ 開頭による外科的緊急血行再建術を安全にするための工夫(長谷川洋敬・Stroke 2015)

○ 安全で確実なSTA-MCA バイパス術の手術方法－123 例の経験から(杉山達也・Stroke 2015)

メッセージ(結語)の文章化

○ 頭蓋外内頸動脈狭窄は心原性脳塞栓症の独立した予後規定因子である.(小河秀郎・Stroke 2015)

○ 急性期再開通治療における ADAPT は Penumbra system 従来法より完全再開通率が高い.(遠藤英樹・Stroke 2015)

図10　よい内容的表題例

図9に示した不良表題では,「当院」と「発足」は不要語であり,(NST)のような略語の説明は,抄録と本文の中でそれぞれすべきことで,表題の中でしてはならない. 図10に「日本脳卒中学会誌」からよい表題の例と,文章化されたよい表題の例を示した.

3 うまい抄録の書き方

まず抄録 abstract と要約 summary の違いを明確にする必要がある(**表3**).

抄録は本文の前で,表題,著者名の次に挿入され,ここまでをまとめて出版されるのが抄録集である. したがって抄録には,研究目的,研究方法,研究成果と結論が,本文を読まなくても,理解できるように明記しなければならない.

これに対して,要約は研究データや結論をまとめて本文末に記載するもので,以前はよく書かれていたが,これらは考察のところで記載されるので,現在の米英の一流誌では採用されていない.

12 | I 学術論文のうまい書き方

表3 抄録と要約の違い

	抄録	要約
掲載場所	本文の前	本文末
記載内容	研究目的 研究方法 研究成果 結論と価値判断	研究データや結論のまとめ

　「○○を研究したところ，たいへん興味ある知見が得られたので，報告する」で終わっている抄録を以前はよくみかけたが，これでは何が発見されたのかまったく不明である．このような「無意味語句」を決して使ってはならず，研究成果と結論を明記することを忘れてはならない．

　さらに，優劣つけがたい多数の論文が投稿されてくる一流誌では，研究目的，研究方法，研究成果と結論のみをいくら明記しても，競争には勝てない．まったく同じ専門分野なら，いきなり研究目的を書かれてもその意図は十分に評価されるが，少しでも専門分野が異なる編集長には理解してもらえない．研究目的の背景を，短くとも要領よく説明するのが賢明である．そして結語に続いて，その価値判断を付記しておくことも有利と思われる．たとえば，「くも膜下出血後の血管攣縮の原因は Protein Kinase C であることが立証された」で終わらずに，「したがって将来有効な治療薬が開発されうる」と結語の価値判断を付記するのである．

　実際に出版された一流誌の抄録には，確かに研究目的，研究方法，研究成果と結論しか書かれていない．掲載論文には本文が付いているので，研究目的の背景は序文に書かれており，結語の後の価値判断は考察の最後に書かれているので，出版される段階で編集委員によって削除された可能性がある．しかし，上記したように，編集長が本文を読まずに抄録だけでゴミ箱に捨てる場合を考えると，編集長が読む段階の抄録には背景と価値判断を明記したほうが，競争に勝てる可能性が高くなる．

4 うまい序文の書き方

　序文は基本的には 3 paragraphs に簡潔にまとめて書く[2]（図 11）．

　最初の paragraph では，「何がどこまでわかっているのか」を簡潔明瞭に書

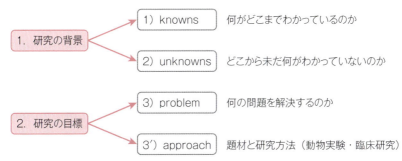

図11 序文の役割と構成

く．たとえば「くも膜下出血後に発生する血管攣縮の原因として，数多くの分子が提唱されている」という趣旨の説明文を書く．次の paragraph では，「どこから未だ何がわかっていないのか」を簡潔明瞭に書く．たとえば，「これら数多く提唱された分子の中で，実際に血管攣縮を発生させることを直接的に証明された分子は未だない」などという趣旨の説明文を書く．最後の paragraph で，「何の問題を解決するのか」を簡潔明瞭に書く．たとえば，「protein kinase C が血管攣縮を起こすかを証明する」などという趣旨の文章を書く．Zeiger[5]も指摘しているように，理工系の研究論文ではこれで十分だが，医学研究では臨床研究と動物実験の2つの異なる題材 approach があるので，いずれを用いたかを必ず付記する必要がある．たとえば，「本研究ではネコを使った実験を行った」と付記する．

5 うまい対象・方法の書き方

原著論文を公表した場合に，異なる意見や研究成果を持つ読者が，筆者には内緒で発表された研究成果を追試できるように，十分な情報を提供する義務がある．そのためには研究に使用した機器や薬品などは，入手先の会社名のみならず，その会社の存在する国名と都市名まで明記する義務があることを忘れてはならない（図12）．

動物実験にしろ，臨床研究にしろ，研究機関の倫理委員会の承諾を得たことを付記することも忘れてはならない．

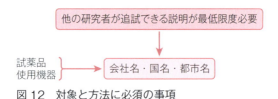

図12　対象と方法に必須の事項

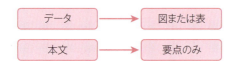

1．同じデータを図と表に重複させない．
2．図表を見ればわかるデータを本文で重記しない．

図13　結果で気をつけること

6　うまい結果の書き方

　データは図または表で効果的に明示し，本文ではデータのまとめか，非常に重要なデータ（たとえば統計学的に有意差のあった対照グループと治療グループの平均値など）などの要点のみを簡潔明瞭に書く（図13）[2]．学会発表では，発表時間内であれば，同じデータを図と表で重複して画像表示できるが，論文では図・表の数が極端に制限されているので，いずれか1つにまとめる必要がある．図では，データの比較や経時的変化をダイナミックに表現できるが，小数点以下の細かな数字までは表示できないのに対して，表では小数点以下の細かな数値まで表現できる．私が編集幹事をしていた学会誌で，この理由から図・表の重複掲載を論文著者から強く要請されたことがあったが，そのときは，1つに絞らなければ論文自体を拒絶すると主張して1つにしてもらったことがあった．

　図表を見ればわかるデータを本文で長々と重複説明してはならない．本文では，データの意義や解釈などを専門外の読者にもわかるように説明すべきである．

　パソコンや簡便なソフトの普及の影響で，気楽に3次元表示の図を提示する傾向があるが，2次元データを3次元表示してはならない．図14で図示したデータは明らかに2次元データであるので，2次元表示とする．またこの場合は

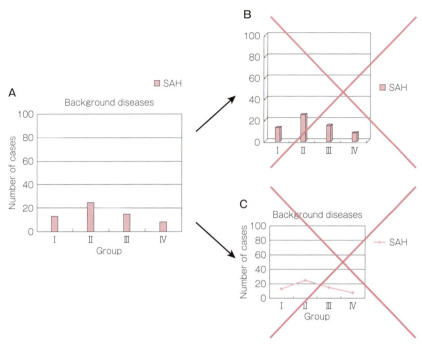

図14　図作成のときにやってはいけないこと

棒グラフにする．データの経時的変化を示す図と異なり，各点を線で結んだ図としてはいけない（図14C）．

実際には図15Aで示したデータは3次元データなので，図15のように3次元表示（B）や症例数ではなく％（C）に直して図示することもできる．またGroup Iのデータを図16のように円グラフにすることもできる．

以前はデータの表示に線を用いていたが，現在では表では線のない白紙にデータを表示する（図17）．また，平均値のみを単に棒グラフにするのではなく，標準偏差値を表示することも忘れてはならない（図18）．

また学会発表では，図はカラー表示できるが，論文では，病理の組織像のようにカラーでなければ理解できない場合を除いて，モノクロで表示する（図19）．

図表にはlegend（説明文）を付記するが，これは長すぎてはよくなく，American Medical Association（AMA）では40 words以内と推奨されている[1]．

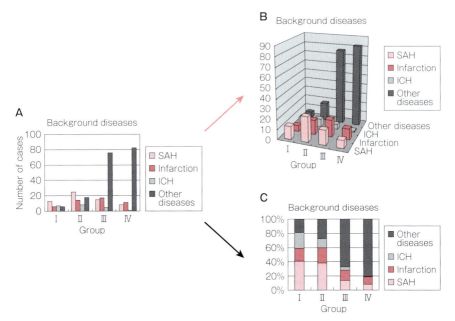

図 15 図加工のバリエーション―1

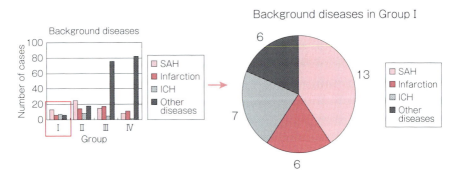

図 16 図加工のバリエーション―2

4. 原著論文を採択されるようにうまく書くコツ | 17

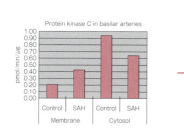
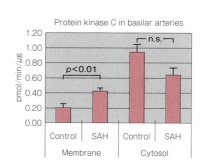

図17 表の体裁

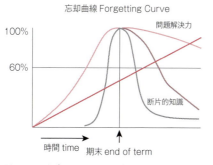
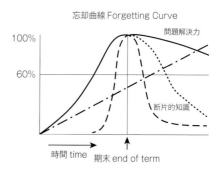

図18 平均値だけでなく標準偏差値も必要

図19 発表ではカラー（左），論文ではモノクロ（右）で

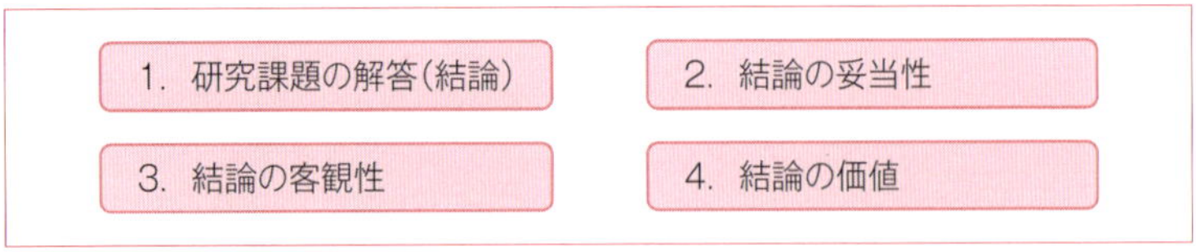
1．研究課題の解答（結論）
2．結論の妥当性
3．結論の客観性
4．結論の価値

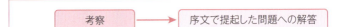

図 20 考察の役割

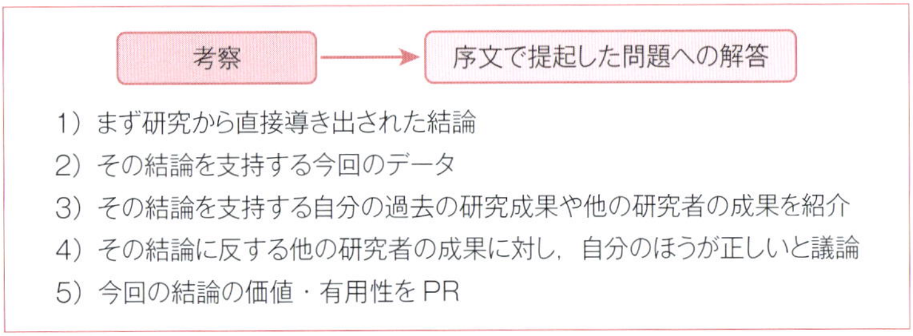

考察
序文で提起した問題への解答
1）まず研究から直接導き出された結論
2）その結論を支持する今回のデータ
3）その結論を支持する自分の過去の研究成果や他の研究者の成果を紹介
4）その結論に反する他の研究者の成果に対し，自分のほうが正しいと議論
5）今回の結論の価値・有用性を PR

図 21 考察の書き方の要点

7 うまい考察の書き方

考察は英文では discussion といわれているが，何を議論するのかを明確に認識してほしい．論文に対する筆者の思いを勝手に議論するところではない．

研究の背景やねらいから書き始める筆者がいるが，これでは，考察の最初の 1 行を読んで編集長がゴミ箱に捨てることになる．背景やねらいは序文に書くのであって考察で書いてはいけないのである．研究の結果をだらだらと説明して最後に結論を書く筆者もいるが，これも間違いである．

考察では，その最初の行に研究で得られた価値ある新知見をまず明記し，その妥当性と客観性を議論し，最後の行にその新知見の価値判断を明記するのである（図 20）．だから，米英の一流誌の編集長は，考察の最初と最後の行のみを見て，最初の行に新知見が明記されているか，そして最後の行にその新知見の価値判断が明記されているかをチェックし，そうなっていなければ，考察の中身を読まずにゴミ箱に捨てているのである．

うまい考察の書き方の要点をまとめたのが図 21 である．研究の結果得られた結論（新知見）を最初の行に明記し，そのままその paragraph にそれを支持するデータ（図表）を解説する．さらにその結論を支持する自分の過去の研究成果や他

の研究者の成果を述べて引用を明記する．

　次の paragraph の書き方がたいへん難しく，また競争の激しい一流誌での採否の分かれ目になる．自分の今回の結論に一見反するような他の研究者の成果を引用し，自分の結論のほうが正しいと論ずる．そして最後に，今回の価値と有用性を主張して終わるのである．

5. 採択されるように症例報告を書くコツ

1　採択される症例報告とは？

　学会では，「たいへん珍しい興味ある症例を経験したので発表する」と始まる症例報告が多いが，これは一流誌では即座に拒絶される．確かに珍しい症例ほど発表者も聴衆も興味を感じるが，採択率わずか数％という世界一流誌では，このような症例報告を採択する意味はまったくない．珍しければ珍しいほど，読者が経験する機会もほとんどないので，価値のない論文となることを銘記すべきである．

　学術誌では「価値ある新知見」の報告が採択される．世界で信じられている理論や常識を覆すような新知見を含んだ症例なら，たった１例の症例でも即座に採択される．たとえば，生命維持に必要な機能が密集している脳幹は手術できないと以前は信じられていた．脳幹出血の患者は手術不能で死亡率がきわめて高かった．その中で，私の教室員の金子満雄が４例の橋出血患者の血腫を吸引し，２名が社会復帰し，１名が植物状態で一定期間生存し，１例が救命できなかったことを報告した．このような症例報告なら採択に値する．

2　症例報告のうまい書き方

　学会では，「○歳の男性（女性）が，○○の症状で発症した」などといきなり症例提示から始まる症例報告がきわめて多いが，このような書き出しでは，どんなに価値ある新知見を持った症例であっても，最初の行を読んだだけでその後の内

容も読まれないままに，編集長にゴミ箱に捨てられてしまう．

　症例報告といえども，症例報告の背景や何のためにこの症例を報告するのかという目的を明らかにする序文から書き始めねばならない．数％の原著論文しか採用されない一流誌にあっては，症例報告が採択されるためにはここの序文の書き方が明暗を分ける．

　ただ単に珍しい症例や興味ある症例ということでは決して採択されない．現在信じられている疾患の概念や診療技術を拡大発展させるような知見を含んでいないと症例報告は採択されないので，そのことを序文に明記しなければならない．たとえば脳神経外科の分野では，以前は脳幹は手術できない，してはならないと信じられていた．そこで脳幹出血や脳幹腫瘍を手術して患者の臨床症状を大きく改善させたのなら，そのような症例は原著論文と同等の価値があるので採択される．

　「構成」も原著論文に準じて書く．

　序文に次ぐ「材料と方法」のところで症例を提示する．ここでは患者が特定されないような配慮が必要となる．KM など患者の頭文字を使用してはならない．複数の症例を提示する場合には，A，B，C，D のように症例ごとに記号をつけるなどする．

Ⅱ

うまい英語での
表現法

1. 文法的和文英訳をしてはならない

　フランス語・イタリア語・スペイン語（ラテン語系），ロシア語とポーランド語，ドイツ語とオランダ語（ゲルマン語系），日本語・朝鮮語・トルコ語のようなお互いに兄弟言語の場合には，文法も同じなので，逐語訳で十分である（図22）．図23にトルコ語と日本語の逐語訳を対比した．英語はラテン語系とゲルマン語系が混じってできた言語なので簡単ではない．まして日本語と英語ではまったく言語系が異なるので，逐語訳では最初から不適切である．

　1970年頃，米国の医学者から私宛に以下のような文面の手紙が来た（図24）．"I would appreciate it very much if you would kindly send me a copy of your most recent article." これを日本語に文法的逐語訳をしたら，「もしも貴方が貴方の最も最近の文献のコピーを私に親切にお送り下さったとしたら，私は貴方を大変高く評価することでしょう」となる．このような日本文を読んで気持ちよい日本人はいない．日本人であれば，「先生の最近の論文の別冊をお送りいただければ幸いです」と気持ちのよい日本文に訳すはずである．このように気持ちの悪い日本文を気持ちのよい日本文に直すのは日本人であれば簡単であるが，問題はこの逆が日本人にできるか否かである．「先生の最近の論文の別冊をお送り

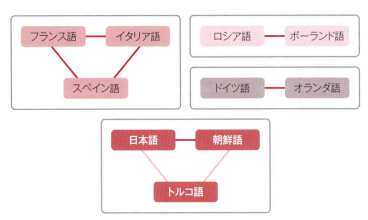

図22　兄弟言語

いただければ幸いです」という日本文を"I would appreciate it very much if you would kindly send me a copy of your most recent article."という気持ちよい英文に意訳できるかである．

このような「うまい英語表現」を学ぶコツは，英文を読んでいて「うまい英語表現」と感じたら，原文の英文が想定できないように徹底的に感じのよい日本語に意訳して，それを保管しておくことである．それを忘れた頃に，日本文を見

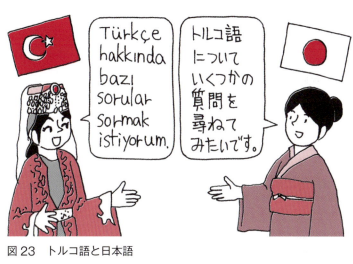

図23　トルコ語と日本語

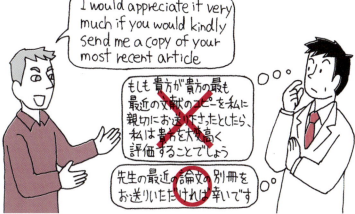

図24　英語の和訳はやさしい

て，「うまい英語」に意訳してみて，それを保管した「うまい英文」と比較して，自分で英語のうまさを学習するしかない．

たとえば，バスに乗っていて，乗客への注意事項として，「バスの扉が開いてからお席をお立ち願います」と書かれていたときに，その下の英語の注意事項に留意する．"Remain seated until bus doors open." ときわめて "simple and clear" な英語が書かれている．これを，日本語を逐語的に英訳した "We ask you to stand up from your seat after bus doors have opened." と比較したらよい．14語のこのつたない英文と，たった6語のうまい英文とを比較すると，43%に単語数が節約されている．本書ではこの単語の短縮を「短縮率」と呼ぶこととする．このように，多くの場合，「うまい英語」"comfortable English" は，逐語的に翻訳された英文よりも短くなることに留意してほしい．

日本人の英語はなぜ米英人に通じないのか．それはいいたいことを「まず日本語で考えて，それを文法的に英語に逐語訳する」からである．日本文の各単語を文法的に正しく直訳しただけではダメなのである．日本人に気持ちのよい文章を逐語訳したら，米英人にはとても気持ちが悪く難解な英文となる．なぜだろうか．それには，日本語と英語の言語心理（習慣）の違いを学ぶ必要がある．

2. うまい英語に意訳するコツ

1 comfortable English（うまい英語）とは何か

言語心理学的にみた日本語と英語の差は，日本人が，「婉曲話法，敬語，美辞麗句」を好み，「長文でも丁寧な表現」を気持ちよいと感じるのに対して，米英人は，「直接話法」を好み，"simple and clear statement"（簡潔明瞭な表現）を気持ちよいと感じるところにある（図25）．

英文は "simple and clear"（簡潔明瞭）なために，日本人にも気持ちがよい．したがって，簡潔明瞭な英文を日本語に直訳しても，大抵の場合は，気持ちのよい日本文になる．しかし，婉曲話法の日本文を英語に逐語的に直訳したら，米英人が好む "simple and clear" にならないので，米英人にとって難解な英文とな

図25　言語心理学的にみた日本語と英語の差

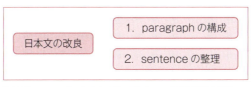

図26　comfortable Englishへの意訳のコツ

り，「何を言いたいのかよくわからない」と批判される．

　以下，comfortable English に直すコツをわかりやすく解説する．

2　comfortable English への意訳の手順

　懸命に推敲に推敲を重ねて書き上げた日本語の原稿(学会用の講演原稿や学会誌への投稿原稿)を，和英辞典を手にまず英語に直訳して，それを自分なりにcomfortable English に直し，米英人に添削してもらおうとする前に，やるべき大事なことがある．

　まずやるべきことは，日本語の原稿について，まず paragraph の構成を修正し，それから各文 sentence の整理をすることである(図26)．以下，これに従って解説する．

3　paragraph と段落の違い

　日本文は，endless の巻紙に思いつくままに，書き綴った散文が，その起源といわれている．したがって，大昔の日本文には，句読点がなく，paragraph が

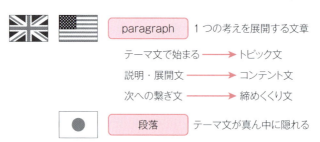

図27　英語の paragraph と日本語の段落の差

なく，文章全体の構成 structure が曖昧であった．現代の日本文には，新聞の論説にみられるように，句読点があり，段落があり，構成 structure もあるが，それは欧米文化の輸入の結果といわれている．

"paragraph" は辞書的には「段落」と訳すことになっているが，英文の paragraph では，最初の文にテーマ（話題）を「トピック文」として書き，ついで説明をする文を「コンテント文」として書き，最後に次の paragraph への繋ぎの文を「締めくくり文」として書くことになっている（図27）[8]．たとえば，「東京は日本文化の中心である（トピック文）．多くの有名な国公私立の大学が数多く存在し，文部科学省もある（コンテント文）．…しかし，それだけではない（締めくくり文）．」したがって，長い文章を短時間で理解するには，各 paragraph の最初の文のみを拾い読みすれば十分である．これが優れた paragraph の書き方である．

ところが，本来の日本語の段落では，図27に示したように，話題は段落の中央に入れてボカすことになっている．最近の新聞の論説では，話題から書き始められているが，これは英文化された paragraph である．

各 paragraph は話題の文（トピック文）から書き始め，その説明の文（コンテント文），最後に次の paragraph への繋ぎの文（締めくくり文）で終わるか，それが最後の paragraph なら「締めくくり文」で終わる構成でなければならないのである．

また paragraph の長さも問題である．"simple and clear statement" を気持ちよいと感じる英語国民にとって，paragraph もスッキリ短いほうがよい．医学論文でも25行は長すぎるし，short communication では8行でも長すぎるといわれていることに留意すべきである[9]．

以前，私はある学会誌の編集幹事として日本人から投稿された英文を，米国の英語学（英文学ではない）の専門家と添削をしたことがある．日本には，多くの大学に英文科 department of English literature はあるが，英語科 department of English language のある大学はきわめて少ないと思う．米国の大学には英文科以外に英語科があり，大学生の国語（英語）を担当する教員は英文科ではなく，英語科の出身である．なぜなら，英文科出身の教員は，どうしても言語としての英語よりも，文学としての英語を教えたがる．したがって英文科以外の大学生の一般教養としての英語は英語科の教員が担当しているのである．

私が一緒に添削した米国人（英文科ではなく英語科の出身）がまずやったことは，日本人の書いた英文原稿の英語を添削する前に，原稿全体の構成と paragraph を大幅に修正したことであった．考察に書かれた文章全体を序文に移したり，序文に書かれた文章を考察に移したり，論文の構成を徹底的に修正したことであった．

英語の paragraph と日本語の段落とは同じでないのに，日本の中学・高校の英語教育では，paragraphing の教育が十分ではない．そのために日本人の書いた論文について，英語の添削の前に，paragraph の構成の修正から彼女がやったことは，英語学者として当然の行動であったと私は理解していた．

ところがあまりの大修正に，多くの投稿者から編集長に，「英語だけ直してくれればよいのに，構成まで直されて不愉快である」とのクレームが出された結果，彼女は解任されてしまった．

1970 年頃に，日本の某大学で英語を教えていた Nancy Yamada 先生の，流暢な日本語での特別講演を聴いて，たいへん驚愕したことを今でも鮮明に覚えている．Nancy Yamada 先生は米国人で，米国の大学で英語科（英文科ではない）を卒業された英語学者（英文学者ではない）であると同時に，ご主人が日本人であったために日本に来られた先生で，日英語の完全なバイリンガルであった．もちろん日本語の漢字も自由に読めて書けるバイリンガルであった．

以下，Nancy Yamada 先生から教わった comfortable English への意訳のポイントをわかりやすく解説することとする．

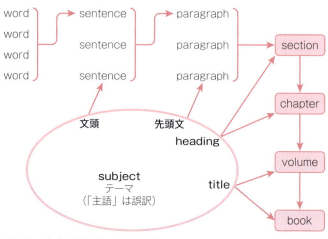

図 28　英文の構成（structure）

4　英文の階層的構成

　図 28 を見ていただきたい．英語では，いくつかの単語 word から文 sentence が構成され，複数の sentence から paragraph が構成され，複数の paragraph から section，同様にして chapter，volume，book と構成される．

　当然ながら，各構成要素にはそれぞれテーマが必要である．sentence では，先頭の単語が subject としてテーマの役割を果たし，paragraph では冒頭の先頭文 sentence がテーマの役割を果たしている．section や chapter には heading が，volume や book には title が付けられている．

5　subject は「主語」ではない

　日本での英語の文法教育では，"subject"は「主語」と翻訳されている．日英語の完全なバイリンガルの Nancy Yamada 先生は，「subject を主語と翻訳したために，日本の学生が書いた英文には，subject の選定が間違っている英文が多い．なんでも好きな単語を文頭に持ってきて『主語』にして，文法的な作文をしている．英語の subject には『主語』（主要な言葉）"main word" という意味はまったくない．subject は『テーマ』，『話題』を意味する言葉である．テーマで

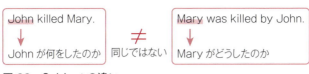

図 29　Subject の違い

ない言葉を文頭に持ってきて subject にしてはならない．文頭に来る単語が subject ではなく，その文のテーマのみが subject になれるのである．」と言っていた．

　私自身，中学入学以降，実に数多くの英語の教師(米英人を含む)から英語について教わってきたが，subject が主語ではなく，テーマであると教わったのは Nancy Yamada 先生が初めてだった．

　図 29 を見ていただきたい．"John killed Mary." と "Mary was killed by John." とは文法的には同じ意味であると教わってきた．しかも英語の試験で，このような文の互換性の能力のテストすらされてきた．Nancy Yamada 先生の説明では，"John killed Mary." では，John が subject でこの文のテーマである．John が何をしたのか，Mary を殺してしまったのだと言っているのである．しかし，"Mary was killed by John." では，Mary はどうしたのか，殺されてしまったのだ，と言っているのである．誰が殺したかは重要ではなく，"Mary was killed." が重要なのであり，まったく意味の違う文なのである．

　subject の選定を誤ってはならない．

6　米英人は能動態を好む

　英語の作文にあたって，subject の選定に次いで重要な点は，米英人は能動態を好むということである．Yamada 先生が日本の大学で英作文を教えたときに，日本の学生が受動態で作文するのを知ってたいへん驚いたそうである．能動態はいきいきとしているのに対して，受動態には活力がない．

　たとえば，電車の中で財布を盗まれたとする．日本語では「財布を盗まれた」と受動態で表現するが，これを英語に直訳して "My purse was stolen." と受動態で言ったら，周囲の米英人は，「盗まれたの，だからどうしろというの」ときわめて冷ややかに応える．もし，これを "Somebody stole my purse." と能動

態で言ったら，「誰だ，盗んだ人は，どこにいる，探せ」と皆大騒ぎするだろう．"My purse was stolen."と受動態でいうのは警察に報告するときなどである．

　実際に来日した米国の医学者が，医学論文の書き方について講演したときに，「科学論文では受動態が好ましい」と言ったらしいが，Yamada先生は，これは「明らかに誤った先入観である」と主張された．実際に出版された英語の医学論文では，受動態が多く使われているが，これは止むを得ない結果なのである．

　たとえば，日本語で「患者の脳腫瘍を全摘した」という文があったとする．日本語の学会発表を聴いていると，キーワードである「患者」という単語が頻繁に使われている．患者のことを言っているのは最初からわかっているので，「患者」はまったく不要な単語である．米英人はわかりきった単語の頻用をとても嫌うことを認識する必要がある．この場合は"The tumor was totally removed."がcomfortable Englishである．

　いくら能動態が気持ちよいからといって，これを"I removed the brain tumor totally."と言ったら，たいへんな間違いとなる．Iをsubjectにした以上，テーマは脳腫瘍ではなく，Iになってしまい，「その脳腫瘍を全摘したのは私だ」とか「私がその脳腫瘍を全摘した」という意味になってしまう．能動態にするか否かを決める前に，subjectをまず選定しなければならない．修正の手順を間違えてはならない．

　ここで図30を見ていただきたい．Yamada先生が強調されたように，comfortable Englishの文にするには，まずsubjectを決めて，次に能動態を可能な限り優先することである．

　ここで「うまい能動態にするコツ」を，例文を示して解説する．まず図31に示した「この患者を診て診察し，MR scanで脳腫瘍を認めたので手術し，腫瘍を摘除した」をどうcomfortable Englishに意訳するかを考えてみる．ここで示したように日本語では私という主語は省略されている．能動態がよいので，図の下段に示したように，"I saw this patient. I examined the patient. I found a

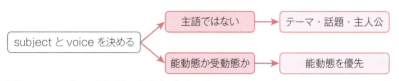

図30　comfortable Englishにするコツ

> この患者を診て，診察し，MR scan で脳腫瘍を認めたので，手術し，腫瘍を切除した．

> I saw this patient. I examined the patient. I found a brain tumor on MR scans. I operated on him and removed the tumor.

> This patient was seen and examined by me. A brain tumor was found on MR scans. The patient was operated upon and the tumor was removed.

短縮率 54%

> This patient visited our clinic. MR scans showed a brain tumor, which was removed.

図 31　comfortable English ができるまで

brain tumor on MR scans. I operated on him and removed the tumor." と訳したらとんでもない．これでは subject（話題）は私となってしまう．この文の subject は患者もしくは患児の抱える疾患でなければならない．だからといって機械的に受動態にしても決して comfortable English にはならない．そこで "This patient visited our clinic. MR scans showed a brain tumor, which was removed." と意訳すると comfortable English になり，かつ be 動詞も 1 回の使用ですんでいる．しかも手術しないで腫瘍の切除はできないので，「手術した」と言う必要はまったくない．このように不要語を排除して英訳することも comfortable English に意訳するコツの 1 つである．

一方，医学論文では subject は通常は患者や患者の持つ疾患であるが，I（author）を subject にしなければならない場合もある．

○ This new technique was developed in the United States of America.

× This new technique was developed by the author.

○ I(the author) developed this new technique.

囲みの一行目に示した "This new technique was developed in the United States of America." はよいが，"This new technique was developed by the

32 Ⅱ　うまい英語での表現法

author." はよくない．自分がそのテクニックを開発したのだから，ここは「自分」を subject にして "I (the author) developed this new technique." と自己宣伝をしないと意味がない．

7　simple and clear statement に徹する

「私は A が B でないかと考えております」というたいへん丁寧な日本文をどう意訳するか．"I am always thinking that A could well be B." というたいへん丁寧な英文に直訳したら，米英人は吐き気がするくらい不愉快に感じてしまう．"I think A is B." とはっきり言ったほうがたいへん気持ちのよい comfortable English になる．短縮率は 50% となる．

私は A が B ではないかと考えている次第であります．

× I am always thinking that A could well be B.

O I think A is B.

words: 10 → 5（短縮率 50%）

「この大学には立派な図書館があります」を "In this university there is an excellent library." と直訳したら気持ちが悪い．"This university has an excellent library." が comfortable English であり，短縮率は 75% となる．

この大学には立派な図書館があります．

× In this university there is an excellent library.

O This university has an excellent library.

（短縮率 75%）

「この大学には英語を上手に話せる学生が多数います」を "In this university there are many students who can speak English well." と直訳するより，"Many students speak English well in this university." と意訳したほうがはるかに気持ちのよい英文となり，短縮率も 66.7% となる．このように comfortable English にすると文が短くなることを認識していただきたい．

> この大学には英語を上手に話せる学生が多数います.
>
> ↓
>
> ✗ In this university there are many students who can speak English well.
>
> ↓
>
> ○ Many students speak English well in this university.
>
> （短縮率 66.7%）

JAMA（Journal of American Medical Association）の編集長を 19 年間も務めた Dr. Lester S King がその著書 "Why Not Say It Clearly: A Guide to Scientific Writing."（助川尚子・日野原重明訳：なぜ明快に書けないのか—英語医学・科学論文の診断と治療. メディカルサイエンス・インターナショナル, 1981）で述べているように, 米国人医学者でも comfortable English の書けない人がきわめて多い. Dr. King は, 内容自体は優れていて是非とも採択したい論文と感じたときには, 投稿者に「論文を 2/3 の長さにすれば採択できる」と返事をしたそうである. 学者である以上, 書かれているデータや内容を少しも削るわけにはいかない. 表現を短くせざるを得ない. 短くすれば自然と comfortable English になる.

　一方, 投稿者が外国人の場合には, このような注文は意味がないので, いくつか具体的に例をあげて訳し方を説明し, 米英人の指導を受けるように忠告したようである. 私の同級生が, 米国留学から帰国し, 国際学会で発表したときに, 私が彼の書いた英語を添削したことがある. その原稿を彼が米国の恩師に見せたところ, この英語に間違いはないが, comfortable English ではないといわれ, たいへん丁寧に彼の考える comfortable English に直した英文を私に送ってくれたことがある. これが, 私が「文法的に正しい英語」と comfortable English の違いを研究するきっかけとなったのである.

8 動詞のうまい使い方

　paragraph の修正が終わり, subject が決まり, voice が決まったら, 次は動詞の使い方の修正に入る.

(1) 命令形の日英差

　日本語では「否定形」が強い命令で,「肯定形」が弱い命令, つまり依頼を意

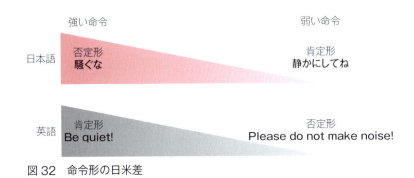

図 32　命令形の日米差

味しているのに対して，英語では「肯定形」が強い命令を意味し，「否定形」が弱い命令，優しい依頼を意味することを是非とも認識していただきたい(図 32)．

　日本語では，たとえば，ヤクザがピストルを突き付けて「動くな」と叫ぶが，これを "Don't move!" と否定型で叫んでも，相手は「どうしたんだね」と動く可能性すらある．1992 年に米国で日本人留学生が，銃を突き付けられて "Freeze!" と言われたにもかかわらず，少し動いた瞬間に射殺された事件があった．その後 freeze という英語が日本でも流行ったが，たまたま来日していた米国の脳神経外科医が，あのテレビ報道を見て，「freeze はヤクザの言葉で一般人は使わない．しかし，アメリカの少年なら，たとえ初めて freeze という言葉を聞いたとしても『凍り付け＝動くな』と理解できるが，日本の高校生が理解できずに動いてしまって射殺されたのはたいへん気の毒だ」と私に感想を述べてくれた．私が高校時代に見た西部劇の映画では，ピストルを突き付けて "Stay there!" と言っていたのを今でもハッキリと覚えている．"Stay there!" とか "Stay still!" というのが一般的な英語のようである(図 33)．

　逆に優しく依頼するときの表現について考える．沈没したタイタニック号の映画で，坊やが欄干にしがみついているのに気が付いた父親が，坊やが少しでも動いたら欄干から転落して水没するので，「坊や，じっとしているのよ」(字幕)と必死に頼んでいるシーンがあった(図 34)．英語では父親は "Honey, please do not move!" と否定形で言い聞かせていた．これを "Stay still, honey!" と肯定形で言ったら坊やはビックリして転落した可能性がある．

　騒ぐ学生たちに，「騒ぐな」と強く命令するのなら，"Be quiet!" と肯定形で言わないと効果はないし，逆に「静かにしてね」と優しく頼むのなら，"Be quiet!"

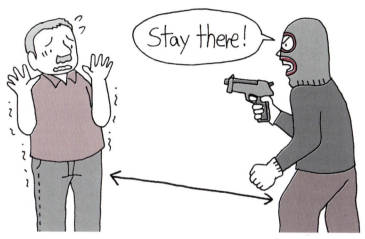

図33 動くな！

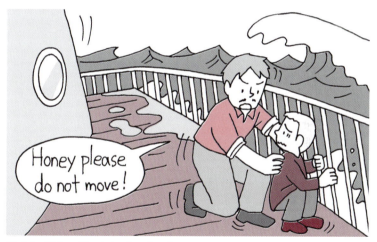

図34 坊や，じっとしているのよ

と肯定形ではなく，"Please do not make noise!" と否定形で頼むべきである（図35）．

しかし，英語でも名詞にすれば否定形が強い命令となることも認識してほしい（図36）．

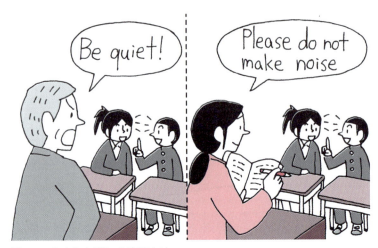

図35　命令とお願いの表現方法

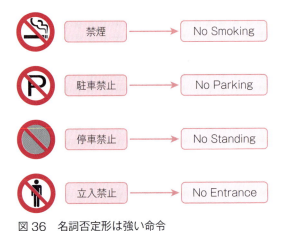

図36　名詞否定形は強い命令

(2) 日本語の医学用語には動詞がない

　原始語では日本語でも，英語と同様に，名詞と動詞が対をなしているが，医学専門用語では，英語では名詞と動詞が対をなしているが，残念ながら日本語の専門用語には動詞がなく，ただ名詞の専門用語に「する」を付けて動詞にしている（表4）．このことを知らないと，英文和訳はよいが，和文英訳ではとんでもない複雑な英文にしてしまう．

　「血球計算を行った」の英訳を考えてみる．「血球計算」を辞書で調べると

表4 日米語の名詞と動詞の比較

	日本語		英語	
	名詞	動詞	名詞	動詞
原始語	歩行 起立 回転	歩く 立つ 回す(る)	gait stance rotation	walk stand rotate
医学用語	手術 切除 切開 輸血	手術する 切除する 切開する 輸血する	operation resection incision transfusion biopsy	operate resect incise transfuse なし

"cell count"と書いてある．"The cell count was performed."と直訳したのではダメである．count には動詞もあるので，これをわざわざ名詞のまま使用して perform と言う動詞を追加したのでは，複雑怪奇な英文となる．"The cells were counted."と comfortable English に訳すべきである．短縮率は80％となる．

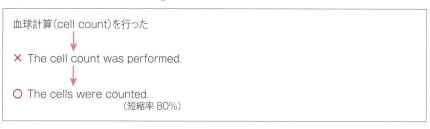

血球計算（cell count）を行った
↓
× The cell count was performed.
↓
○ The cells were counted.
　　　　　（短縮率80％）

「腫瘍の全摘出を施行した」も"Total removal of the tumor was carried out."と複雑な英文に訳さずに，"The tumor was totally removed."と comfortable English に意訳すべきである．短縮率は63％となる．

私のこれまでの医局員への英語教育では，この動詞のうまい使い方を教えただけで多くの医局員の英語が速やかに comfortable English になった．

Column

英語でも biopsy には動詞がない．実際に米国の医学者が"We biopsied ..."と biopsy を動詞にしているが，英語学者はこれは言語学的に明らかな間違いであると主張しており，AMA でも biopsy は動詞としては使えないと明記されている[1]．

38 ｜ Ⅱ　うまい英語での表現法

腫瘍の全摘出(total removal)を施行した

✗ Total removal of the tumor was carried out.

○ The tumor was totally removed.
（短縮率 63%）

9 　不要語の削除

　典型的な日本人の学会発表の例文を示す．日本語のわかる米英人から見て，日本人の文章はくど過ぎるのである．医学会での発表なので，患者のことを言っているのはわかりきっているのに，なぜ「患者」とわざわざ言わなくてはいけないのか．不要語を連発したのでは，"simple and clear statement" を気持ちよいと感じる米英人には，とても不愉快極まりない文章となる（図37-①）．次にこの例文での必要な key words に下線を付けた（図37-②）．さらに不要語に下線を付けたのが図37-③である．この2つをよく比較検討していただきたい．

　不要語を削除し，key words のみとすると，90語の文章が57語の文章となり，短縮率63%になる（図37-④）．しかし，ここで要注意である．日本の医学会では，実に多くの演者が説明のない略語を繁用している．「知らないあなたが悪い」と言いたいのだろうが，自分の研究成果を，専門の異なる学者も含めて，できるだけ多くの聴衆に聴いてほしいのなら，これこそ無礼極まりない考えである．

　世界中で購読されている米英国の一流誌の立場では，説明のない略語の使用は厳禁である．医師なら誰でも知っている EKG ですら，"electrocardiograph" と必ず説明する習慣を身につけねばならない．ましてや，脳の分野で CT や MRI を説明なしに使用するのはとんでもない．説明の要不要は編集長が決めるのであって筆者が決めてはならない．後述するように，本来の英語では，CT や MRI はあり得ない略語であることを認識する必要がある．

　これらの注意事項をすべて守った comfortable English を図37-⑤に示した．このように comfortable English は常に短いと覚えていただきたい．

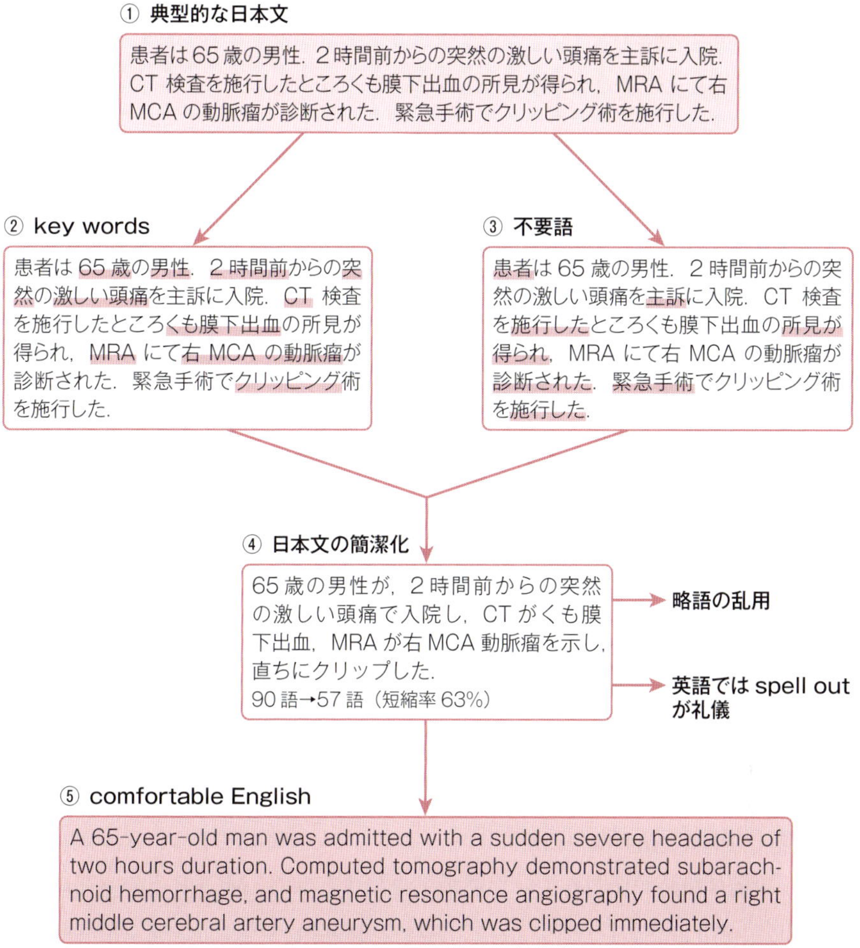

2. うまい英語に意訳するコツ | 39

① 典型的な日本文

患者は 65 歳の男性．2 時間前からの突然の激しい頭痛を主訴に入院．CT 検査を施行したところくも膜下出血の所見が得られ，MRA にて右 MCA の動脈瘤が診断された．緊急手術でクリッピング術を施行した．

② key words

患者は 65 歳の男性．2 時間前からの突然の激しい頭痛を主訴に入院．CT 検査を施行したところくも膜下出血の所見が得られ，MRA にて右 MCA の動脈瘤が診断された．緊急手術でクリッピング術を施行した．

③ 不要語

患者は 65 歳の男性．2 時間前からの突然の激しい頭痛を主訴に入院．CT 検査を施行したところくも膜下出血の所見が得られ，MRA にて右 MCA の動脈瘤が診断された．緊急手術でクリッピング術を施行した．

④ 日本文の簡潔化

65 歳の男性が，2 時間前からの突然の激しい頭痛で入院し，CT がくも膜下出血，MRA が右 MCA 動脈瘤を示し，直ちにクリップした．
90 語→57 語（短縮率 63%）

→ 略語の乱用

→ 英語では spell out が礼儀

⑤ comfortable English

A 65-year-old man was admitted with a sudden severe headache of two hours duration. Computed tomography demonstrated subarachnoid hemorrhage, and magnetic resonance angiography found a right middle cerebral artery aneurysm, which was clipped immediately.

図 37　comfortable English ができるまで

10　略語の使用上の留意点

　前述の日本の医学者が気軽に使い過ぎている略語の使用にあたって留意すべき点を解説しておく．「専門家の間では常識的な略語」も専門外の研究者にも理解できるように，「国際定量単位」以外のすべての略語には full spelling を示して説明するのが，礼儀とされている．

40 Ⅱ うまい英語での表現法

● 略語の使用上の留意点

日本の研究者は，説明（full spelling）のない略語を使い過ぎる．

↓

専門の仲間では常識的略語も専門外の研究者も理解できるように，
国際計量単位以外のすべての略語に説明（full spelling）をする．

　略語の説明には 2 つの方法がある．full spelling を示した後に，その後使用する略語を（ ）で示す方法と，略語を示して，その full spelling を（ ）内に示す方法である．full spelling（略語）が英文で推奨されている方法なので，こちらのみ使用する．日本文では（ ）の前後にスペースをまったく入れない方法が繁用されているが，英文では（ ）の前後に 1 space 空けねばならないことになっている．

● full spelling（略語）の順とする．
・magnetic resonance angiography (MRA)
・paramedian pontine reticular formation (PPRF)
＊英語では（ ）の前後に 1 space 必要
● 略語（full spelling）は推奨されない．
PET (positron emission tomography)
EKG (electrocardiogram)
MEG (magnetoencephalography)

　表題には略語を使わないのが原則で，禁止している雑誌もある．私が調べた中では，表題に略語が使われていた例が 1 つだけあった．MOPP という略語を避けて full spell した場合には，たいへん長い spelling となってしまうので，略語を使用したようである．しかし，一流誌に採択されようと思ったら，表題には決して略語を使わないために工夫をしなければならない．

● 表題には原則として略語を使わない．禁止している雑誌すらある．
◆ 例外：非常に長い語句
"A modified-MOPP* regimen for treatment of …"
＊MOPP＝nitrogen mustard, oncovin, procarbazine, prednisone
◆ 略語を使わない工夫をする．

　抄録や本文で，同じ用語をそれぞれ 3 回以上使用する場合に略語の使用が認

められている．この場合，抄録と本文の両方に full spelling の説明が必要となる．本文に説明したからといって，抄録での説明を省略してはならない．本文の付いていない抄録集では読者が理解できなくなる．また図表の legend でも略語の説明が必要である．忙しいときには，図表だけを見ることがあるので，読者が本文で略語の説明を探さなくてすむように配慮する．

- 抄録・本文でそれぞれ 3 回以上使うときに略語を使いそれぞれで説明（full spell）が必要．
  "acquired immunodeficiency syndrome (AIDS)…AIDS…AIDS…"
- 一度略語を使ったら以後は略語のみ．
- 図表の legend でも略語に説明を付ける． ━▶ 読者が本文で説明を探さなくてすむように

また，学会発表を聴いていると，一度略語を説明した後に，略語を使ったり full spelling を使ったりしている人がいるが，これはやってはならない．一度略語を使ったら以後は略語のみを使用する．

1 つの略語を 2 つ以上の異なる意味に使用してはならない．日本では CT，MRI などと気軽に略語が繁用されているが，言語学的には大変な間違いである．

日本人は簡単に MRI という略語を使っているが，MRI には 3 つの spelling の違いがあるので，英語では MRI という略語そのものがありえない．「MRI で脳腫瘍が見つかった」というときの MRI は画像のことを言っているので，full spelling は magnetic resonance (MR) images となり，「当院では新しい MRI を購入した」というときの MRI は装置のことを言っているので，full spelling は magnetic resonance (MR) imager となり，「MRI を施行した」というときの MRI は撮像のことを言っているので，full spelling は magnetic resonance (MR) imaging となる．このように 3 つの異なる語尾を持つ単語を同じ spelling の略語にすることはできない．

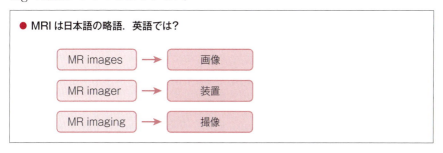

- MRI は日本語の略語．英語では？

MR images	━▶	画像
MR imager	━▶	装置
MR imaging	━▶	撮像

表5 画像診断関連用語の分類と比較

種類別	画像	画像法	画像装置
アンギオ	angiogram	angiography	angiograph
CT	computed tomogram, CT scan	computed tomography, CT, CT scanning	computed tomograph, CT scanner
PET	positron emission tomogram, PET scan	positron emission tomography, PET, PET scanning	positron emission tomograph, PET scanner
SPECT	single photonemission tomogram, SPECT scan	single photon emission tomography, SPECT, SPECT scanning	single photon emission tomograph, SPECT scanner
MRI	magnetic resonance image, MR image	magnetic resonance imaging, MR imaging	magnetic resonance imager, MR imager
EEG	electroencephalogram, EEG	electroencephalography	electroencephalograph
EKG	electrocardiogram, EKG	electrocardiography	electrocardiograph

　CTという略語もあり得ない．画像は computed tomogram，装置は computed tomograph，撮像は computed tomography であるので，そもそもCTという略語はあり得ない．だからといって，computed という1つの単語をCと省略してC-tomogram などとは言えない．英語では1つの単語を略語にはできない．しかし毎回 computed tomogram などと full spelling したのではたまらないので，scan を付けて，画像には CT scan，装置には CT scanner，撮像には CT scanning とした米英人は，さすがに英語の native だと感心している．

　その他の画像用語の略語の比較を**表5**に示したので，参考にされたい．

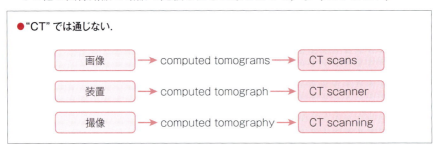

●"CT"では通じない．

　心電図は EKG（ECG），脳波は EEG と略語が使われているが，これは画像のみに限定した略語として以前から使われてきた．装置に使うときは，EEG machine，撮像には "to get (or obtain) EEG" などと言う．いずれにしても語尾変化を無視した日本式略語は英文では使用してはならない．

2. うまい英語に意訳するコツ | 43

- 図表中に記号として使用する場合を除いて，本文の中では，1文字の略語は使わない．
- ✕ the T group (the treatment group)
- ✕ the C group (the control group)
- ✕ C tomogram (computed tomogram)

などの略語は使ってはならない．

語源的に1つの単語は略語化できない．米国人医師が patient を Pt，fracture を Fx，diagnosis を Dx などと略語化しているが，これはカルテ記載に限った略語で，論文や学会発表では使用できない．

11 「思う」＝"think"だけではない

日本の学会発表を聴いていると「思う」とか「考える」という動詞が盛んに使われているが，これを機械的に"think"と直訳したのでは，とんでもない英文になる危険がある．

「思う」は hope，think，believe，suppose，be afraid のように，文意から訳し分ける必要がある（図38）．われわれは手紙などの冒頭に，「ご健康にお過ごしのことと思います」とよく書くが，これを機械的に逐語訳して"I think you are doing well."と書いたら，相手の感情を害することを知る必要がある．「なんであなたは私が健康だと勝手に考えるのか」と相手は不愉快に思うだろう．「あなたが健康かどうか存じませんが，健康で過ごされているように願っています」という意味で，"I hope you are doing well."と書かねばならない．

Column

EKG は，もともとはドイツ語の Elektrokardiogram という1つの単語の略語であるが，この場合は1つの単語ではあっても，語源的には3つの単語の合成語なので略語化できるのである．しかも英語では electrocardiogram となるのに，私が7年間の米国留学中に知り合った約350人の医師の多くが，ECG と英語の略語を使わずに EKG というドイツ語の略語をそのまま使っていたのには驚いた．

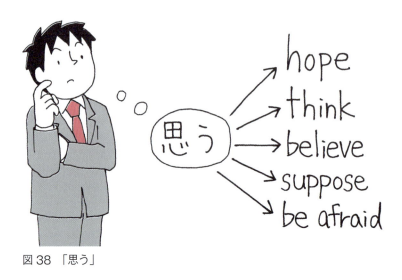

図 38 「思う」

● 「思う」は "think" だけではない.

ご健康にお過ごしのことと思います.

× I think you are doing well.

○ I hope you are doing well.

　製薬会社の MR が「この薬はよく効くと思います」と言いながらある薬の宣伝に来ることがあるが，これを，"I think this drug will be effective." と直訳したら，「あなたが効くかもしれないと思う」薬を使う必要がどこにあるのか，と怒られてしまう．日本人特有のボカシの表現は英語では通じない．"I believe this drug is effective." と明言するのが simple and clear statement をよしとする米英人の好みである．

この薬はよく効くと思います．

- ✗ I think this drug will be effective.
- ○ I believe this drug is effective.

「明日は雨が降ると思います」はどう訳すか．天気図を解説しながら天気予報をする気象予報士なら"I think it will rain tomorrow."は適切な英訳だが，明日子どもの運動会があるので心配している母親なら，"I am afraid it will rain tomorrow."と言うべきだし，晴天続きで困り果てている農家の人なら"I hope it will rain tomorrow."が適切な表現となる．

明日は雨が降ると思います．

- △ I think it will rain tomorrow.
- ○ I am afraid it will rain tomorrow.
- ○ I hope it will rain tomorrow.

私は医局員には，think は可能な限り使うなと指導してきた．

12 否定文の日英差

否定文の日英差については，私の知る限りの英語の文法書や教科書に指摘はないが，私は以前からこれは文意のみならずニュアンスを含めて，言葉だけではなく，心も含めて翻訳することが，きわめて重要であると考えている．英語での医学研究の発表にあたっては，否定語（ない）を含む日本語の否定文を英訳するときには，以下の注意が必要となる．

否定語 not の位置については，文法的逐語訳での位置ではなく，否定を早く伝えたいか否かで位置を決めるのが comfortable English にするコツの1つである．

> ● 否定語(not, ない)の位置に留意
> ● 日英語で順位を変えない．
> (否定を早く伝えたいか否か)

　某大学医学部の医学英語の授業で，学生に「明日は雨が降らないと思う」という日本文の英訳をさせたところ，ほとんどの学生が"I think it will not rain tomorrow."と文法的に直訳した．すると，1人の帰国子女が「そんなこと言わないわよ」と大声でクレームを出してきた．彼女は"I don't think it will rain tomorrow."と英訳すべきだと主張したのであった．

　私は以下のように説明した．「明日は雨が降ると思う」という肯定文を否定するには，「降る」と「思う」の2つの動詞のいずれかを否定しなければならない．英語でも"I think it will rain tomorrow."を否定するには，"think"と"will rain"のいずれかを否定する必要がある．「降らないと思う」という日本文では，2つの動詞の最初の動詞を否定している．ということは，発言者は否定の意味をできるだけ早く相手に伝えたがっていると理解する．否定の意味を早く伝えたいという気持ちを翻訳するのなら，英語でも最初に出てくる動詞を否定しなければならない．この言語心理学に従えば，彼女の指摘したように"I don't think it will rain tomorrow."が，文法的にではなく，言語心理学的に正しい英訳となる．

　逆に，「明日は雨が降るとは思わない」と否定語を後にする表現なら，英語でも後の動詞を否定して"I think it will not rain tomorrow."と英訳しなければならない．私は医学英語の授業や日本脳神経外科学会の同時通訳養成講習会でいつも，「言葉を翻訳しないで，心を翻訳せよ」と力説している．

> 1) 明日は雨が降らないと思う．
> × I think it will not rain tomorrow.
> ○ I don't think it will rain tomorrow.
>
> 2) 明日は雨が降るとは思わない．
> × I don't think it will rain tomorrow.
> ○ I think it will not rain tomorrow.

私は日本の英語教育が，文法的言葉の逐語訳から言語心理学的な心の翻訳の教育へ変更される日が早く来ることを望んで止まない．

13 be 動詞をできるだけ避ける

King 氏がその著書で力説しているように，be 動詞の数が多いほど気持ち悪い英文となる．受動文は必ず be 動詞を使うので，受動文が多くなればなるほど気持ち悪い英文になる．米英人が能動文を好む心理とも共通する．残念ながら日本人は「ある」，「あります」，「です」などと直訳すると be 動詞だらけの英文になる．この意味からも，文法的直訳を機械的にしてはならないのである．

「私の外来には頭痛の患者がたいへん多いです」は，"There are a lot of patients with headache in my clinic." と直訳しないで，"Many patients with headache visit our clinic." と be 動詞のない英文とする．開業医以外は，複数の医師が外来を担当するので，「私の外来」は "our clinic" と訳す．後述するように，"of" も多いほど気持ちが悪いので，"a lot of" は of のない "many" に変えてある．このようにきめ細かい注意をしないとなかなか comfortable English にはならない．

14 of をできるだけ避ける

King 氏はまた，"of" が多いほど気持ちの悪い英文になると指摘している．「の」は機械的に "of" と訳されやすいが，日本語の「の」は，of のみではなく，in，at，for，with など文意によって訳し分けられるので，なるべく "of" を使わないですむ工夫が必要となる．

「私の大学の図書館」を "the library of my university" と直訳したのでは，重大な文法的ミスとなる．先にも述べたように，日本語では自分の通っている大学を「私の大学」と言うが，英語ではその大学の学長もしくは経営者でないと "my university" とは言えない．"our university" と言うべきである．中高と 6 年間も英語を勉強し，しかも難関の英語を含む医学部入試に合格した医学部 1 年生の多くの学生がこのような基本的知識がないことに，講義のたびに驚いている．"the library in our university" とすれば comfortable English になる．

48　Ⅱ　うまい英語での表現法

私の大学の図書館

✕ the library of my university（文法的ミス）

○ the library in our university

「この患者の化学療法」は "a chemotherapy of this patient" ではなく，"a chemotherapy for this patient" と訳し，「パーキンソン病の患者」は "a patient of Parkinson's disease" ではなく，"a patient with Parkinson's disease" と訳さないと comfortable English にならない．

この患者の化学療法

✕ a chemotherapy of this patient
○ a chemotherapy for this patient

パーキンソン病の患者

✕ a patient of Parkinson's disease
○ a patient with Parkinson's disease

---

15 冠詞の使い方

　私は 70 年以上英語を勉強してきて，しかも米国に 7 年間，英国に半年間も留学してなお英語の冠詞の使い方が納得できなかった．フランス語にもドイツ語にも冠詞があるが，それがまた英語の冠詞とは使い方が違うので，ますます混乱した．『うまい英語で医学論文を書くコツ』を 1991 年に出版したときは，冠詞の説明のために，英語の教科書や参考書を 3 年間にわたって数多く読んでやっと書いたことを今でも鮮明に覚えている．

　冠詞の問題が一気に解決したのは，浜松医科大学に米国から「言語の国際比較論」を研究しておられた Kelley 先生が英語の教師として着任されてからである．Kelley 先生は，世界の言語を比較研究しておられたので，日本語を含むアジア語，ヨーロッパ語を含めて 45 か国語を研究しておられた．夫人が日本人ということもあり，日本語も堪能で，私の書いた『うまい英語で医学論文を書くコツ』を 1 週間くらいで読破され，「何だ，この冠詞の説明は」と批判された．

　Kelley 先生は，ロシア語も含めて冠詞のない言語を使う国民に英語の冠詞の

使い方を教育してきた経験に基づいて以下のように説明してくれた.

（1）無冠詞単数名詞

英語では複数名詞は冠詞なしで使用できるのは常識だが，固有名詞を除いて単数名詞を冠詞なしで使えるのは次の4つの場合である.

無冠詞単数形は抽象名詞，数えられない普通名詞，抽象化された普通名詞，特定されない動作の4種である．抽象名詞の例は"Death is inevitable."数えられない普通名詞の例は"Water is essential."である.

・抽象名詞	Death is inevitable.
・数えられない普通名詞	Water is essential.
・抽象化された普通名詞	Cancer continues to grow.
・特定されていない動作	After operation I drink a cup of coffee.

抽象名詞としても普通名詞としても使われる単数名詞が問題となる．文意から抽象名詞として使われているのであれば冠詞は不要だが，普通名詞として使われているのであれば冠詞は必須となる.

"Cancer continues to grow."は，「癌 cancer というものは一度発生すると増殖し続ける」という意味で，cancer を特定の個別の cancer ではなく cancer という概念を表す抽象名詞として使われているので冠詞は不要となる．ところが"He developed a cancer."では，「彼が癌に罹患した」という意味で彼が罹った癌と特定している．これは普通名詞となるので冠詞が必須となる．実際に米英の医学者・医師が"develop a cancer"という語を使ったことを何回も経験しているが，Nancy Yamada 先生は，患者が自分の体内に癌を作り出す（develop する）

Column

Kelley 先生は驚いたことに，初対面の私と数分間日本語で話していたときに，「先生は鹿児島県人ですね」「先生の日本語の中に鹿児島県人しか発音できない［あ］の発音がありますから」と私の出身地を見事にあててみせた．先生は日本の方言の殊に母音のみならず数多くの言語の研究から「日本人は4つの地域から来ている」と言われ，「自分の母音の研究と，他の学者の遺伝子の研究による日本人の起源がほぼ一致している」とも言われた.

ことはできないので，間違った英語だと言う．develop という言葉を使いたければ，"A cancer developed in him."「癌が彼の中にできてきた(developed)」と言わねばならない．もし「彼が癌に罹患した」と言いたいのなら "He suffered a cancer." と言わねばならない．その結果として「彼がその癌で死亡した」のなら "The cancer killed him." と今度は定冠詞を使う．

Cancer continues to grow.（抽象化された普通名詞）
× He developed a cancer.
○ A cancer developed in him.
○ He suffered a cancer.
○ The cancer killed him.

次の3つの英文を比較検討してほしい．

特定されていない動作

After operation I drink a cup of coffee.

特定された動作

After an operation I had to go home.

After the operation I experienced a headache.

"After operation I drink a cup of coffee." では，どの手術か特定しないで，「一般的に手術をした後はコーヒーを飲む習慣がある」という意味で operation を抽象名詞として使用しているので冠詞は不要である．中段の "After an operation I had to go home." では，たとえば，「複数の手術の予定だったが，最初の手術が終わったときに家内から具合が悪いと電話がきたので帰宅せざるをえなかった」というような意味なら，"an operation" と不定冠詞が必要となる．"After the operation I experienced a headache." では，「あのたいへんな手術の後に頭痛がした」と特定の手術を指定しているので定冠詞が使われている．

> Headache is a very common symptom. （抽象名詞）
> I experienced a severe headache last night. （不定冠詞＋普通名詞）
> The headache kept me awake last night. （定冠詞＋普通名詞）
> I have been suffering from headaches. （慢性頭痛なので複数形）

　上記囲み内最上段に示した"Headache is a very common symptom."では，特定された頭痛ではなく，「頭痛という症状は大変ありふれた症状です」とheadache を抽象名詞として使っているので冠詞は不要となる．2 段目の"I experienced a severe headache last night."では昨夜自分が経験した激しい頭痛のことを言っているので，headache は普通名詞として使われており，相手には初めて言うので不定冠詞を使う．しかし次の段では，"The headache kept me awake last night."と「その」頭痛で昨夜は眠れなかったと相手がわかっている頭痛を言っているので定冠詞を付ける．慢性の頭痛持ちの患者なら"I have been suffering from headaches."と headache を複数形にする必要がある．

(2) the は「心の人差し指」

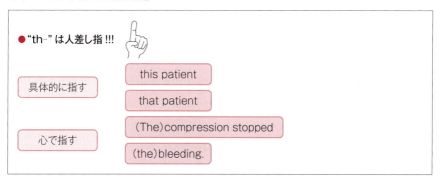

　「the は心の人差し指」という明快な説明をしてくれたのは Kelley 先生が初めてで，この説明で初めて"the"の使い方が理解できた．このような説明をした英文法書に出会ったことがない．この明快な説明を教わって以来，70 年以上苦しんだ冠詞の使い方に苦しまなくなった．

　「th は人差し指」である．近くの物を指すときは this，遠くの物を指すときは that と語尾変化をするのは常識だが，実際に指で指さずに心で指して特定・強調するときには，this と that からアクセントを取った the を使う．この Kelley 氏の「定冠詞理論」は実に明快でわかりやすい．

52 Ⅱ うまい英語での表現法

　米英人の書いた1つの論文の中で，下段に示したように，まったく同じ文なのにその単数名詞に the があったりなかったりする実例を見つけては，native を含む英語の教師に聞いたが，納得のいく説明に出会ったことがなかった．以下例をあげて解説する．

> Bleeding is stopped by compression.
> The bleeding was stopped by compression.
> The bleeding was stopped by the compression.

　最上段に示した "Bleeding is stopped by compression." では，出血は圧迫，結紮，電気凝固など色々な止血法で止められるが，私は圧迫して止血しているという，出血も圧迫も特定せずに一般論として抽象名詞として使っているので冠詞は不要なのである．2段目の "The bleeding was stopped by compression." では，あの手術での「あのたいへんな出血」も私は圧迫して止血したという意味なので，bleeding には the が付き，compression は無冠詞となる．ところが最下段の "The bleeding was stopped by the compression." と compression にも the が付いているのは，強く圧迫したと compression にも心で指さしているので the が付いているのである．

　その他，太陽，月，地球のように世界に1つしかない物は，最初から特定されているので the sun, the moon, the earth などと the が付くのである．さらに人体の臓器も the を付けて，the brain, the heart, the stomach のように言う．

　今後英文を読むときには，the を見るたびに著者が心で指さしていると思って読むと理解が深まるので，是非実行していただきたい．

16 時制 tense の使い方

　「時制の一致」という文法は日本語にはないので，学会発表を聴いていると，英語の時制の使い方が適切でなく，誤解を招いている場合がよくある．英語での時制の間違いやすい使い方をここで整理しておく．

　日本語では「1週間前に患者は『私は頭痛がする』と言った」という直接話法でも，「1週間前に患者は頭痛がすると言った」という間接話法でも，共に「頭痛がする」と現在形が使われている．しかし英語では，直接話法では，A week ago the patient said, "I have a headache." であるが，間接話法では，A week ago the patient told me that he had a headache. と直接話法での現在形のhave を間接話法では過去形の had に変えて時制を一致させなければならない．だからといって，主節の動詞が過去形なら，従節の動詞を機械的に現在形→過去形，現在分詞→過去分詞に変換すればよいと簡単に覚えてしまうと誤解を招く英文となってしまう．

英文法の教科書的には，「時制の一致の例外」として，「従節の内容が，一般的真理，現在の習慣，歴史上の事実，比較，仮定などである場合には，主節の動詞が過去時制でも，時制の一致は行われない」と簡単に説明されている．そして，"The teacher told us that the earth is round." のような例文があげてある．これだけの説明では，医学論文の英作文には不十分である．私は以下のように考えて英作文している．

上記の例文を別の観点から考えてみる．"A week ago the patient told me that he had a headache."（1週間前に彼は頭痛がすると私にいった）．日本語では，1週間前の時点に時を戻して，その時点で，彼は頭痛がすると言ったので現在形で書かれる．ところが，英語では，この英文を作文した時点で考えねばならない．1週間前には彼は頭痛がしていたのは事実であるが，現在も頭痛がしているか否かは，まったく不明なので，"he had a headache" と過去形にせざるを得ないのである．

"The teacher told us that the earth is round."（先生は地球が丸いと言った）では，教師が言った時点でも，現在（この英作文をしている時点）でも，地球は丸いので，従節では，日本語（過去の時点）でも英語（現時点）でも現在形で言う．文法的に「時制の一致・不一致」という難解な理論ではなく，英語では「英作文している時点で考える」という簡潔明瞭なルールを1つだけ覚えておけば十分である．

"This experiment showed that protein kinase C played a key role in the development of vasospasm after subarachnoid hemorrhage." と言った場合には，実験をした時点では，protein kinase C が血管攣縮発生の主役を演じたと言っているだけである．この文の背後（行間）には，今違う実験をしたら，protein kinase C は主役を演じるかもしれないし演じないかもしれないとも言っているのである．これをもし，"This experiment showed that protein kinase C plays a key role in the development of vasospasm after subarachnoid hemorrhage." と言った場合には，この実験に限らず，どんな条件下でも，くも膜下出血後の血管攣縮の発生には，protein kinase C が主役を演じるという「真理」を証明（発見）したという意味になる．

よく医学論文の考察の最後に "Thus we concluded that ..." と書くことが多いが，従節の動詞を過去形にするか現在形にするかで，意味は大きく異なってくることを肝に銘じてほしい．私は学会講演などでは，"Thus we conclude ..." と conclude も現在形にして，「今もこの結論は変わらない」ということを言外に表現することにしている．

17 male と female の使い方

これも日本人の英語での研究発表でよく間違われる問題である．形容詞として使う場合には問題はないが，名詞として使う場合に間違いが生じる．

形容詞として使う場合には，人間には「男性の患者」を "male patient"，「女性の患者」を "female patient"，動物には「オスのネコ」を "male cat"，「メスのネコ」を "female cat" と機械的に訳してなんら問題はない．

日本語では人間の性別を表現するときに「オス」「メス」と言わずに「男性」「女性」と言うように，英語でも male（オス），female（メス）という名詞を人間には使えないことを是非とも認識してほしい．

「この研究では 18 名の男性と 12 名の女性を対象とした」を "The subjects in this study consisted of 18 males and 12 females." のように名詞として使ってはならない．"Among the subjects in this study 18 were male and 12 were female." と形容詞として使うように工夫する必要がある．対象者がすべて成人（18 歳以上）なら，"The subjects in this study consisted of 18 men and 12 women." でよいし，全員が未成年（18 歳未満）なら，"The subjects in this study consisted of 18 boys and 12 girls." でよい．患者の年齢が不特定の場合には，man, boy, woman, girl などの一般用語が使えないので，male patient, female patient と言わざるを得ない．逆に，一般用語が使える場合には，male, female を使わないように工夫するのが，comfortable English に訳すコツの 1 つである．

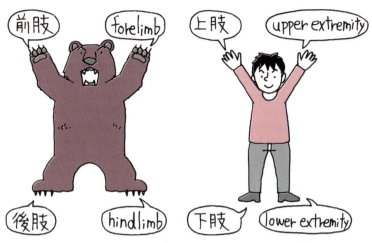

図 39　limb と extremity との使い分け

18　limb と extremity の使い分け

　多くの日本人医学研究者が limb と extremity の使い分けを間違えている．英語では limb は動物の脚にのみ使い，人間の脚には extremity を使うことに留意してほしい．したがって，動物の前肢は forelimb，後肢は hindlimb と言い，人間の上肢は upper extremity，下肢は lower extremity と言わねばならない（図39）．また前肢については，forelimb, fore-limb, fore limb, 後肢については，hindlimb, hind-limb, hind limb などと spell されることが辞書には記載されているが，私が留学したニューヨーク州立大学アップステイト医学部の生理学教室では，forelimb, hindlimb のみが使われていた．

19　case と patient の使い分け

　これも，学会発表などでよく間違われている．Case は症例であって，人間ではないので，検査も治療もできない．"These cases were treated with this new drug." と言ってはならない．"These patients were treated with this new drug." と言わなければならない．また，patient は人間なので，診察や治療はできても，分析や統計処理はできない．

56 Ⅱ　うまい英語での表現法

20 英文での数字の使い方

これも日本人にはたいへんわかりにくい問題である．

(1) 英文では数字が文頭に来てはならない

> ✗ 354 cases were analyzed.
> ✗ Three hundreds and fifty four cases were analyzed.
> ○ Three hundred fifty-four cases were analyzed.
> ○ A total of 354 cases were analyzed.

　上に示したように英文では数字が文頭に来てはならないのである．日本語では
「354 症例を分析した」と数字が文頭に来てもかまわないが，英文では"354
cases were analyzed."と書いては文法的に間違いで，文頭の数字は spell out
しなければならない．だからといって，"Three hundreds and fifty four cases
were analyzed."と簡単に書いても文法的に間違いとなる．hundred は複数扱
いなので「300」は"three hundred"とし，s を付けない．s を付けると意味が
変わってくる．"Hundreds of people gathered."と言えば「何百人の人が集
まってきた」という意味になる．日常会話や講演では 354 を"three hundred
and fifty-four"と and を入れるが，もともと and は入れても入れなくてもよい
ので，文章をできるだけ短くしなければならない医学論文では，and は使わない
ほうが賢明である．しかし，10 桁と 1 桁の間のハイフンは必要なので，"Three
hundred fifty-four cases were analyzed."が正しい英文となる．しかし大きな
数字を spell out するのは非現実的なので，どうしても大きな数字を文頭に置く
場合には，私は"A total of 354 cases were analyzed."のように数字の前に"a
total of"を付けることにしている．"We analyzed 354 cases."とすれば，数字
を使えるが，subject（話題・テーマ）が we になってしまうことに留意する必要
がある．

　この問題が難しいのは，ドイツ語やフランス語の論文では数字が文頭に来ても
よく，さらに最近米国の医学誌でも文頭の数字を容認するものが出てきたようで
もあるからである．しかし，競争率の厳しい一流誌に投稿する場合には，上記の
原則を守るべきである．

（2）英語では 1 桁の数字は spell out するのが原則

● **計量単位記号を伴わない 10 以下の数は算用数字を用いない.**
✗ We used 3 cats in this experiment.
○ We used three cats in this experiment.
○ We operated upon 11 patients.
○ We used a 4 kg cat in this experiment.

英文では計量単位記号を伴わない 10 以下の数字は spell out しなければならない．これも英語独特のルールで，ドイツ語やフランス語の論文では 1 桁の算用数字が使われている．計量単位記号を伴えば，"a 4 kg cat" のように 1 桁の数字であっても算用数字が使える．

（3）1 桁の数でも数字で書く場合もある

このような例外があるので，ますます英文での 1 桁の数の書き方が難しくなる．以下，例外を示す．

① 同じ種類に属する一連の 3 個以上の数字の一部である場合

Among the patients examined, 5 had cerebral hemorrhage, 3 had cerebral infarction, and 2 had hydrocephalus.

---

② 10 以上の数字で書かれた数を含む一連の数字あるいは範囲の一部のとき

・In this study, 9 of 34 patients were found to have chronic subdural hematoma.
・Of the brain tumors detected, 12 were in the supratentorial and 5 were in the infratentorial space.

違う種類に属する数なら 1 桁の数は spell out しなければならない.

Although 12 biopsies were performed, only five patients had metastatic tumors.
12 は biopsies, 5 は patients と違う種類に属するので，5 は spell out する.

（4）数字が spell out されたら，単位も spell out

大きな数字でも spell out したら単位も spell out し，当然ながら複数形にする．A total of を付けて算用数字を用いれば，単位も記号でよい．

> One thousand two hundred milliliters of fluid were intravenously injected.
> A total of 1,200 ml of fluid were intravenously injected.

(5) 位取りの英語圏と他国との違い

位取りの表現は，英語と日本語は同じだが，他の欧州国では違う方式が使われている．これでは不便で混乱を招くので，2003年の第22回国際度量衡総会で，位取りを1 space 空けることで表現することになった．

```
英語    35,565,747.8
欧州語  35.565.747,8
論文    35 565 747.8
```
〔第22回国際度量衡総会(2003)で決定〕

(6) 単位記号の使い方

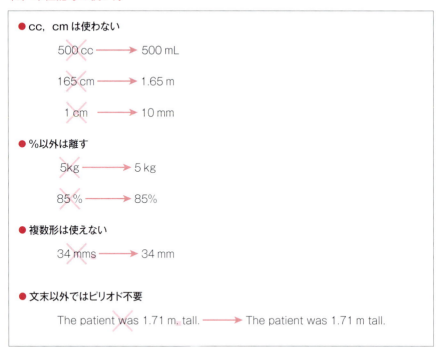

単位記号では，cc は使わずに ml を使い，また cm は使わずに m に統一する．さらに日本語では数字と単位の間に space を入れないが，英語では％の記号以

外では，数字と単位記号の間に 1 space あけねばならない．たいへん多くの日本人の英語での発表で，これが守られていない．

単位記号に複数の s を付けたり，略語を示すピリオド（ドット）を付けてはいけない．

21 年齢の表現

これも間違われる場合がきわめて多い．「38 歳の男性が入院した」は"A 38-year-old man was admitted."と書かねばならない．多くの発表者がハイフンの使い方を間違えており，また year に s を付けているので，留意する．これはまた"A man aged 38 years was admitted."とも書けるが，この形式では year に s を付けなければならないことも覚えていただきたい．私は常に前者を使うことに決めている．

22 数量の表現での留意点（by と to の違い）

by（だけ）と to（にまで）の使い分けにも留意していただきたい．以下に例を示す．

> ・The initial value of 90% were decreased by 30%.
> 「最初の 90% の値が 30% だけ減少した」 ⟶ 最終値は 60%
> ・The initial value of 90% were decreased to 30%.
> 「最初の 90% の値が 30% にまで減少した」 ⟶ 最終値は 30%

23 標準偏差と標準誤差の区別

「12.4±0.4」のような記載を研究発表でよく見かけるが，この方式だと「0.4」が標準偏差 standard deviation（SD）か標準誤差 standard error（SE）か区別がつかない．抄録と本文中に「これは標準偏差」と説明してあればよいが，説明がないと聴衆・読者は理解できない．そこで，標準偏差なら"12.4, SD 0.4"，標準誤差なら"12.4, SE 0.4"のような記載法が推奨されている．

60 | Ⅱ　うまい英語での表現法

標準偏差 standard deviation（SD）なのか
標準誤差 standard error（SE）なのか
区別がつかない

12.4 ± 0.4 → 標準偏差 12.4, SD 0.4

→ 標準誤差 12.4, SE 0.4

24 by と with の使い分け

　日本人にとって，英文での by と with の使い分けはなかなか理解しがたい問題である．まず以下の練習問題を解いてほしい．問題のあとに，わかりやすい解説を加えたので，今後の英文の医学論文の執筆に応用していただきたい．

【練習問題】以下の英文の（　）内に by か with を入れてみてください．

Q1　Rats were anesthetized（　）urethane.

Q2　The patient was severely disabled（　）intracerebral hemorrhage.

Q3　These patient experienced complete relief of symptoms（　）medication.

Q4　Of 78 patients treated（　）carbamazepine, 47 experienced partial relief of symptoms.

Q5　Patients were kept at strict bed rest（　）the head of the bed elevated to 60°.

Q6　Cerebrospinal fluid return is not an absolute criterion for proceeding（　）glycerol injection.

Q7　The complications associated（　）this procedure have been related to the documented toxicity of glycerol.

Q8　The patient（　）glioma was treated（　）craniotomy followed（　）radiation.

Q9　Two patients had symptoms of visual disturbance（　）evidence of retinal emboli and received antiplatelet therapy（　）resolution of symptoms.

Q10　The ventriculoperitoneal shunt is sometimes accompanied（　）subdural hematoma.

2. うまい英語に意訳するコツ | 61

Q11 The patient ( ) unclippable aneurysm were treated ( ) proximal artery occlusion ( ) detachable balloons.

Q12 ( )improvement in microballoon technology, it is now possible to guide a balloon directly into the aneurysm.

Q13 Patients were assessed ( ) clinical evaluation for alleviation of symptoms.

Q14 The angiogram demonstrated complete obliteration of the aneurysm ( ) the balloon ( ) normal filling of intracerebral vessels.

Q15 The same variables found to be significant ( ) univariate methods were found to be significant ( ) multivariate analysis, ( ) one exception.

Q16 Detailed comparison is made difficult ( ) the manner of data reduction and analysis in most published series.

Q17 The incidence of complications in patients treated ( ) this technique has varied.

Q18 A well defined neck could be delineated for direct balloon embolization of the aneurysm ( ) the preservation of the parent vessel.

Q19 The collateral circulation across the circle of Willis was studied ( ) compression of the contralateral carotid artery.

Q20 Large and giant aneurysms may produce symptoms resulting from mass effect ( ) compression of the adjacent third through sixth cranial nerves.

Q21 Therapeutic approaches include common carotid artery ligation ( ) use of various clamps.

(1)「によって」の by と with の訳し分け

「Mary は John によって殺された」は "Mary was killed by John.", 「Mary は拳銃によって殺された」は "Mary was killed with a gun." と英訳するように，日本語では同じ「によって」が，英語では，ある場合には by，ある場合には with と訳し分けねばならない．英文法書的には，動作主の場合には by，道具の場合には with と記載されている．道具なら「で」や「を使って」のいずれを使っても言い換えられるので with を使うが，動作主だと，ヤクザの世界では親分が「子分を使って殺した」とは言えても，「子分で殺した」とは言えないので，by を使うとも説明できる．「Mary は拳銃で（を使って）殺された」と言い換

えられるので，with を使って "with a gun" と言えるが，John の場合には，「John で」とは言えないので by となると理解することもできる．

Q1　Rats were anesthetized（　）urethane.

「ネズミはウレタンによって麻酔された」は「ウレタンで」，「ウレタンを使って」とも言えるので，with を入れる．

Q2　The patient was severely disabled（　）intracerebral hemorrhage.

「患者は脳出血によって重度の障害を被った」はどう英訳するかの問題である．「脳卒中で重度の障害を被った」とはいえても，「脳出血を使って重度の障害を被った」とはいえないので，by を入れる．この場合，疾患・病変は，症状や障害を出現させるので，動作主と考えられるので by を使うとも説明できる．しかし，このような説明でも医学論文を書く際に十分ではない．

Q3　The patient experienced complete relief of symptoms（　）medication.

「患者のこれらの症状は薬物療法によって完全に消失した」の英訳では，「薬物療法を施行して」とも「薬物療法を使って」ともいえるので，上記のルールに従うと with となるが，by を使わねばならない．この場合，medication の代わりに morphine という具体的な薬品名を使ったら "The patient experienced complete relief of symptoms with morphine." となる．これをどう説明するか．

教科書的には，医療行為を包括的・抽象的に総括する手術(operation，surgery)，手段(occlusion，clipping，ligation，injection 等)，薬物療法(medication)，化学療法(chemotherapy)，放射線療法(radiation，radiotherapy)，開頭術(craniotomy，craniectomy)，開腹術(laparotomy)などでは by を使い，そこで使用される具体的な器具・物品を示す普通名詞，たとえば，手術の具体的道具(ハサミ，メス，糸など)，薬品名，ガンマ線などでは with を使う．このようなルールを丸暗記するのも大変である．

そこで，まず「A を施行して〜した(された)」と言い換えることができれば，by A となり，「A を使って〜した(された)」とだけ言い換えることができれば，with A となると覚えるのも便利である．

2. うまい英語に意訳するコツ | 63

患者のこれらの症状は薬物療法によって完全に消失した.
○ 患者のこれらの症状は薬物療法を施行して完全に消失した.
○ 患者のこれらの症状は薬物療法を使って完全に消失した.　　→ by を使う
The patient experienced complete relief of symptoms by medication.

患者のこれらの症状はモルヒネによって完全に消失した.
The patient experienced complete relief of symptoms with morphine.
✗ 患者のこれらの症状はモルヒネを施行して完全に消失した.
○ 患者のこれらの症状はモルヒネを使って完全に消失した.　　→ with を使う

Q4　Of 78 patients treated (　) carbamazepine, 47 experienced partial relief of symptoms.

　この文では医療行為ではなく，carbamazepine という具体的な薬品名が書かれているので with を入れる．さらに，「carbamazepine を使って」とは言えても，「carbamazepine を施行して」とは言えないので，by は使えない．

Q8　The patient (　) glioma was treated (　) craniotomy followed (　) radiation.

　日本語では「胃癌の患者」と「の」を使うが，英語では「of をできるだけ避ける」のが気持ちの良い英語 comfortable English になるので，"the patient with glioma" と言わねばならない．次の2つの(　)は，医療行為の craniotomy, radiation が続いているので by を入れる．これはまた，それぞれ「craniotomy（開頭術）を施行して」，「radiation（放射線照射）を施行して」と言い換えられるので by である．しかも "followed by" は熟語でもある．

(2) 因果関係を示唆する by と with の使い分け

Q9　Two patients had symptoms of visual disturbance (　) evidence of retinal emboli and received antiplatelet therapy (　) resolution of symptoms.

　最初の(　)には「合わせ持つ」という意味の with を入れる．次の(　)には，"A by B"（B による A）ではないので，by ではなく，「という結果」の with を入れる．この "A with B" の構文では「A の結果として B」と考える．

64 Ⅱ うまい英語での表現法

Q12 （　）improvement in microballoon technology, it is now possible to guide a balloon directly into the aneurysm.

　microballoon technique の改善によって balloon を脳動脈瘤内へ誘導できるようになったので，by を入れたくなるが，「改善を施行して」とは言い換えられないので by は使えないし，また「改善に伴って」と同時進行と考えられるし，さらに「改善のために」と原因・理由を表すので with を使うとも考えられる．この文は "with B, A"，すなわち "A with B" の構文であるが，「B の結果としての A」となっており，Q9 とは逆になっている．これをどう理解したらよいか．Q9 では，「抗血小板療法」A が直接の原因となって症状の回復 B になったので，「A の結果としての B」となる．しかし Q12 の場合には，microballoon technique の改善 B が直接の原因ではなく，B「〜に伴って」，A「balloon の導入」が可能となったという意味で，原因・結果が直接的ではないと理解される．

Q14 The angiogram demonstrated complete obliteration of the aneurysm （　） the balloon （　） normal filling of intracerebral vessels.

　脳神経外科医が balloon を道具として使って aneurysm を閉塞したので with the balloon と言いたくなるが，脳血管造影の写真を見ると，balloon がしっかりと aneurysm を閉塞していることを示しており，balloon が行為者と考えられるので，by を使ってある．この文は "A by B" の構文で，「B が原因で A」となっていると考えられる．次の with は "A with B" の構文になっていて，「その結果として」の意味で with が使われているとも考えられるが，「同時に」という意味の with と考えたほうがよい．

Q18 A well defined neck could be delineated for direct balloon embolization of the aneurysm （　） the preservation of the parent vessel.

　この with は「同時に」を示しているとも考えられ，また上記の A with B で A の結果として B という意味の with とも考えられる．いずれにしても B を施行した結果としての A ではないので A by B の by ではない．

Q20 Large and giant aneurysms may produce symptoms resulting from mass effect （　） compression of the adjacent third through sixth cranial nerves.

この場合も，「Bの直接的原因による結果としてのA」の意味でのA by Bなので by となる．また compression が行為者と考えて by となるとも理解される．

（3）その他の文脈での by と with の使い分け

日本語で「によって」と言えない場合と因果関係とも関連しない場合にも，with と by の使い分けに迷うことがある．この場合，医学論文で頻用される慣用句として "A is associated with B.", "A is accompanied by B." の使い方も含めていくつかの慣用句も覚えておくと便利である．その他参考にしていただきたいいくつかの例文を示す．

Q6　Cerebrospinal fluid return is not an absolute criterion for proceeding with glycerol injection.

"proceed with ＋名詞" は「～（名詞）を続ける」という慣用句である．

Q11　The patient with unclippable aneurysm were treated by proximal artery ligation with detachable balloons.

最初の with は「を持った」という意味で自明．次の by は「を施行して」と言えるので by，最後の with は「を使って」と言える道具である．

Q15　The same variables found to be significant by univariate methods were found to be significant by multivariate analysis, with one exception.

最初の 2 つの by は次に方法・手段を示す言葉がきているので，「を施行して」と言い換えられるので by となり，最後の with は存在・並存の意味．

Q16　Detailed comparison is made difficult by the manner of data reduction and analysis in most published series.

これも次に方法という言葉がきており，かつ「を施行して」と言い換えられるので by となる．

Q17　The incidence of complications in patients treated by this technique has varied.

66 Ⅱ うまい英語での表現法

これも次に技術という言葉がきており，かつ「を施行して」と言い換えられるので by となる．

Q19 The collateral circulation across the circle of Willis was studied by compression of the contralateral carotid artery.

「対側の頸動脈の圧迫を施行して」と言い換えられるので by となる．原文には with となっていたので，米国の放射線科医に聞いたら即座に by と答えてくれたので，やはり by が正解．原著者は「圧迫しながら」という「同時」を表現したい気持ちから with を使ったと思われる．

Q21 Therapeutic approaches include common carotid artery ligation by use of various clamps.

"by (the) use of" は「を使って」の熟語である．

【解答】

Q1 with	Q2 by	Q3 by	Q4 with
Q5 with	Q6 with	Q7 with	Q8 with, by, by
Q9 with, with	Q10 by	Q11 with, by, with	Q12 with
Q13 by	Q14 by, with	Q15 by, by, with	Q16 by
Q17 by	Q18 with	Q19 by	Q20 by
Q21 by			

---

25 語・句はどのような順序で並べたらよいか

英語では，形容詞(句)・副詞(句)などの修飾語句や，強調語句の配置の順序や位置は日本語とはかなり異なり，またその位置によって意味が大きく変わることに十分注意する必要がある．まず色々な間違いを含んだ以下の問題を示す．間違い探しをしてみていただきたい．その後，解説を加えるので英語力を高めていただきたい．

2. うまい英語に意訳するコツ | 67

【練習問題】

Q22　MR imaging apparently is superior to CT scan in differentiating the aneurysm from the tumor.

Q23　High diagnostic value of MR imaging for evaluating patients with cerebral infarction, cerebral hemorrhage, or vascular malformation has been well established.

Q24　Perifocal edema was seen only in three patients, probably reflecting the extremely slow increase in the aneurysmal size.

Q25　Flowing blood and thrombus may be also occasionally difficult to differentiate on MR imaging.

Q26　Massive subarachnoid hemorrhage was found predominantly in the pontine, interpeduncular, and ambient-quadrigeminal cisterns.

Q27　Selective left vertebral angiography showed a displacement of the supratonsillar segments of the both posterior inferior cerebellar arteries anteroinferiorly.

Q28　The EEG of 10 male adults aged 21 to 23 at rest with eyes closed were recorded.

Q29　The head size in infants is smaller than the one in adults.

Q30　Wave III on the reference electrode at M1 was larger and sharper than the one on the reference electrode at CVII.

Q31　Eight electrodes were bilaterally placed 3 cm from the midline.

Q32　Yesterday I met an American young tall doctor who gave me an interesting easy thin book.

Q33　The meeting was held for three days in Boston last year.

Q34　I studied it every day very hard at the library for 6 hours.

【解説】

Q22　MR imaging apparently is superior to CT scan in differentiating the aneurysm from the tumor.

　MRI の撮像操作（MR imagine）と CT の画像（CT scan）を比較することはできない．動脈瘤と腫瘍を撮像操作で比較できないので，画像を比較する．すると普

68 Ⅱ　うまい英語での表現法

通名詞になるので，冠詞を付けて単数形にするか，冠詞なしで複数形にするかで
あるが，実際にはかなりの枚数を撮像するので，MR images と CT scans と複
数形にすべきである．

　次の誤りは apparently の位置である．副詞（句）は文頭，文中，文末のいずれ
かに置くが，文中に置く場合には，文中のどこに置くかが重要な問題となる．形
容詞やその他の副詞を修飾する副詞は修飾する語の直前に置く．この apparent-
ly は superior を修飾しているので，その直前に置く．

A22　MR images are apparently superior to CT scans in differentiating aneu-
rysms from tumors.

Q23　High diagnostic value of MR imaging for evaluating patients with cerebral
infarction, cerebral hemorrhage, or vascular malformation has been well estab-
lished.

　ここで value（価値）は MR imaging の価値と限定された普通名詞なので冠詞
the が必要である．ここでも Q22 と同じく，MR imaging（撮像操作）より MR
images（画像）のほうが，診断には役に立っているので MR images としたほう
がよい．

　次の問題は established という動詞を修飾する副詞 well の位置である．動詞
が1つの場合には，"I studied it hard." の hard のように，動詞の前に置けない
副詞を除いて，"I statistically analyzed the data." のように動詞の直前に置く
か，"I analyzed the data statistically." のように「動詞＋名詞」の後に置く．

　一般動詞の前に特別動詞（am, is, are, was, were, have, has, had, do,
does, did, will, would, shall, should, can, could, may, might, must,
ought, nee, dare, used の 24 語）が1つまたは複数きている場合には，「最初
の特別動詞の次に置く」のが一般的で，"You must always have been study-
ing very hard." となる．ただし，特別に強調したいときは，"Yes, he certainly
have been very kind to me." のように，「すべての動詞の前に置く」ことにな
る．

　したがって well は has の次に置かねばならない．

A23 The high diagnostic value of MR images for evaluating patients with cerebral infarction, cerebral hemorrhage, or vascular malformation has well been established.

Q24 Perifocal edema was seen only in three patients, probably reflecting the extremely slow increase in the aneurysmal size.

　「動脈瘤の大きさ」を"aneurysmal size"と訳しているが,「腫瘍の大きさ」を"tumor size"と言っても"tumoral size"とは言わない.したがってここでも"aneurysm size"と言ったほうが comfortable English になる.

A24 Perifocal edema was seen only in three patients, probably reflecting the extremely slow increase in the aneurysm size.

Q25 Flowing blood and thrombus may be also occasionally difficult to differentiate on MR imaging.

　also occasionally は最初の特別動詞 may の次に置く.ここでも鑑別診断は画像操作ではなく画像でするので,MR imaging は MR images と訂正する.

A25 Flowing blood and thrombus may also occasionally be difficult to differentiate on MR images.

Q26 Massive subarachnoid hemorrhage was found predominantly in the pontine, interpeduncular, and ambient-quadrigeminal cisterns.

　predominantly を was の次に置く.

A26 Massive subarachnoid hemorrhage was predominantly found in the pontine, interpeduncular, and ambient-quadrigeminal cisterns.

Q27 Selective left vertebral angiography showed a displacement of the supratonsillar segments of the both posterior inferior cerebellar arteries anteroinferiorly.

70 Ⅱ うまい英語での表現法

displacement は抽象（不可算）名詞なので不定冠詞は付けられない．both の前の定冠詞は不要．anteroinferiorly という副詞は何を修飾しているのか．副詞は形容詞，副詞，動詞しか修飾できない．showed を修飾できるわけがない．displacement を修飾しているので，anteroinferior という形容詞にして displacement の直前に置く．

A27　Selective left vertebral angiography showed anteroinferior displacement of the supratonsillar segments of both posterior inferior cerebellar arteries.

Q28　The EEG of 10 male adults aged 21 to 23 at rest with eyes closed were recorded.

subject の EEG は単数で，特別動詞の were は複数で，数が一致していない．日本人がよく犯す間違いである．日本語では動詞は文末にくるのでこれでよいように思われるが，英語では動詞はできるだけ前へ出すのが comfortable English である．そこで次の 2 つの英文が考えられる．

① The EEG was recorded in 10 male adults aged 21 to 23 at rest with eyes closed.

② The EEGs of 10 male adults aged 21 to 23 were recorded at rest with eyes closed.

この 2 つで，①では，"the EEG was recorded" を 1 つの医療行為と考えているので EEG は単数でよいが，②では 10 人の男性の脳波なので EEG は EEGs と複数形にする必要がある．①では recorded の後が長い句になるので，②のほうが comfortable English となる．

A28　The EEGs of 10 male adults aged 21 to 23 were recorded at rest with eyes closed.

Q29　The head size in infants is smaller than the one in adults.

確かに比較しているのは「幼児の頭の大きさ」と「成人の頭の大きさ」なので文法的には間違っていない．しかし，日本語でも「幼児の頭の大きさは成人の頭の大きさより小さい」と言うよりは，「頭の大きさは幼児のほうが成人より小さ

い」と言ったほうがより気持ちのよい日本語になる．英語では特に「同じ語句の繰り返しはできるだけ避ける」という大原則があるので，訂正する．

A29　The head is smaller in infants than in adults.

Q30　Wave III on the reference electrode at M1 was larger and sharper than the one on the reference electrode at CVII.

　ここでも不要の繰り返しの語句があるので，解答文のように訂正する．

A30　Wave III was larger and sharper with reference to M1 than with that to CVII.

Q31　Eight electrodes were bilaterally placed 3 cm from the midline.

　"Eight electrodes were bilaterally placed." だけの文ならこれで正しいが，原文では "bilaterally" と "3 cm from the midline" が一緒になって動詞を修飾しているので，まとめて文末に置かねばならない．また，cm は使用しないので 30 mm とする

A31　Eight electrodes were placed bilaterally 30 mm from the midline.

Q32　Yesterday I met an American young tall doctor who gave me an interesting easy thin book.
（①冠詞⑥所属　④形状　④形状　⑦名詞）
（①冠詞③評価　③評価　④形状　⑦名詞）

　複数の形容詞が重なるときには，英語では修飾される名詞との関係が密接なものをより近くに置くという文法があり，一定の慣習的順位が確立されている．

　その順位とは，①冠詞，②数・量［例外：such a, quite a, all these, all the など］，③評価（useful, difficult, beautiful など），④大小・形状（large, thick, long など），⑤色彩，⑥材料・所属（metallic, Japanese など），⑦名詞，となっている．そして，同順位の範疇の形容詞が複数の場合は，短い spell の語を先に出し，その間にコンマか and を入れる．

A32　Yesterday I met a tall young American doctor who gave me an easy,

72 Ⅱ うまい英語での表現法

interesting thin book.

Q33 The meeting was held for three days in Boston last year.

複数の副詞(句)がきた場合にも，慣習的に優先順位が決まっている．すなわち，①様態，②場所，③方向，④度数，⑤時，の順に従い，場所や時を示す副詞(句)が複数あるときは小さなほうをより前に出す．

A33 The meeting was held in Boston for three days last year.

Q34 I studied it every day very hard at the library for 6 hours.

これも上の問題と同様に順序を訂正する．

A34 I studied it very hard at the library for 6 hours every day.

III

comfortable English
100本ノック
—添削例の総合的解析

74 | Ⅲ comfortable English 100 本ノック－添削例の総合的解析

　以下 100 の問題文を comfortable English に直せ．訂正文末の％は短縮率を示している．

問題文①

　This case was a 71-year-old male. The patient had an onset of disease at the age of 66 with the pain in the right hypochondrium. At the Department of Internal Medicine of our hospital, the patient was diagnosed as having hepatocellular carcinoma and underwent hepatic artery ligation, chemotherapy and so on. Subsequently, the patient was treated at outpatient department.

解説①

●**典型的日本語型症例報告例**

　日本語の症例報告では，必ず「症例は〇〇歳の男（女）性」という記述から書き始める習慣があるが，この習慣は米国にはない．わかりきったことをくどくど言わないのが，simple and clear statement を好む comfortable English である．患者の症例報告である以上，患者のことを言っているのはわかりきっているので，患者という言葉も使用しない．患者という言葉が繰り返されるのも日本文の特徴である．このような不要の語句に満ちた論文は，簡潔明快をモットーとする英文医学誌では到底受け入れられない．不要な頁が増えて出版社としては相当の損金が出る．日本語でも，「71歳の男性が66歳のときに右季肋部痛で発症し…」と素直に言ったほうがはるかにスッキリする．

　「male と female の使い方」（54頁）でも指摘したが，人間には male，female を形容詞としては使うが，名詞としては「オス」「メス」となるので使ってはならない．

　"and so on" もよく使われるが，comfortable English ではない．総括する言葉に続いて including…として代表的なもののみいうのがよい．

●**pain**

　また "had an onset of disease with the pain in the right hypochondrium" も不要の語句が多すぎる．冠詞のところで解説したように（48頁），pain を「苦痛・疼痛・心痛」など一般概念を示すときは抽象名詞となり不可算名詞となり冠

詞は不要だが，「身体の一部の痛み」や自分が今感じている痛みなど具体的な痛みを示すときは，普通名詞となり可算名詞となるために不定冠詞もしくは複数形が必要となり，"I have a headache now." "He experienced a shooting pain in the right leg." "He complains of headaches for the past 10 years." のようにいう．しかしここでいきなり "the pain" と定冠詞を付けたのは明らかな文法的間違いである．ここでは当然 "a pain" でなければならない．

　総称的な言葉としての「疼痛」は英語では "pain" であり，日本では患者も医師も「痛み」という言葉を普通使っているが，米国の患者は「鋭い痛み」のみを "pain" と言い，その他の痛みは，その性状によって，"headache"，"stomachache" "sore throat" "burning" など色々な言葉を使うことに留意する必要がある．

　腹痛に関しては，胃潰瘍の穿孔のときのような鋭い痛みは "pain" と言うが，通常の腹部の鈍痛は "ache" を使う．ここでも ache のほうがよさそうである．

◉medicine

　確かに医学は medicine，内科学は internal medicine であるが，診療科名としての「内科」は "department of medicine" で十分である．確かに medicine には「薬，医学，内科学」といういくつもの意味があるが，"school of medicine" は「医学部」，"department of medicine" は「内科」と，誤解される危険はない．しかし "textbook of medicine" とだけいえば，「医学教科書」なのか「内科学教科書」なのか判然としない．前者は "textbook of medical sciences"，後者は "textbook of internal medicine" と誤解されない正確な表現を用いるべきである．

◉ラテン語を避ける

　ドイツ医学では専門用語としてラテン語が愛用されている影響で，戦前の日本の医学ではドイツ語とラテン語が愛用されていた．米英国ではラテン語を避ける傾向が強い．"epigastralgia" でも通じるが，"epigastric pain" のほうが好まれる．同様に "in the right hypochondrium" より "in the right upper quadrant of the abdomen" もしくは "in the right upper abdomen" が普通である．

76 | Ⅲ comfortable English 100本ノック—添削例の総合的解析

訂正文①

A 71-year-old man first experienced an ache in the right upper abdomen at the age of 66. Hepatocellular cancer was diagnosed by the medical department of our hospital, and he received appropriate treatments including hepatic artery ligation and chemotherapy. He was subsequently treated as an outpatient. (78.0%)

問題文②

Conservative therapy and rehabilitation were performed but no remarkable improvement was found in left hemiparesis.

解 説②

●provide, give

日本語では「○○治療（法）やリハビリテーションを施行した」といえても，英語では "therapy and rehabilitation were performed" とはいえない．手術，措置，検査などを示す "operation, procedure, examination" は "perform, carry out" という動詞の目的語となりえるが，therapy, medication, rehabilitation などに対する動詞は provide や give を使う．

●英語は名詞と動詞が対で存在する

「日本語の医学用語には動詞がない」（36頁）でも述べたように英語の医学用語には名詞と動詞が対をなして存在するが，日本語の医学用語には名詞はあっても動詞は存在しない．improvement には improve という動詞があるのに，no remarkable improvement としたのは comfortable English ではない．

訂正文②

Despite conservative therapy and rehabilitation, the left hemiparesis did not significantly improve. (80.0%)

問題文 ③

Autopsy showed that the hepatocellular carcinoma was present in the right lobe of the liver.

解説 ③

不要な語句を削除する.

訂正文 ③

Autopsy disclosed a hepatocellular carcinoma in the right lobe of the liver. (80.0%)

問題文 ④

With regard to brain metastatic focus, a yellow-brown tumor, about 4 cm in major axis, was present from the posterior part of the right frontal lobe to the parietal lobe, and intratumoral hematoma and intracerebral hematoma surrounding the tumor were found.

解説 ④

　日本語では「〜に関しては」という句を使いすぎ，文章を余計に複雑にする悪習慣があるが，英語ではできるだけ避ける．focus はここでは具体的な脳転移巣を指しているので可算名詞となり無冠詞では使えないし，major axis も無冠詞では困る.

　「あるところからあるところまで病変がある」と日本語ではいうが，英語では "is present from ... area to ... area" と be 動詞を用いたのでは，何となく文章が死んだ感じがする．"extends (is extending) from ... to ..." と言ったほうがいきいきとする．また "intratumoral hematoma and intracerebral hematoma" と hematoma が無神経に繰り返されているが，"intratumoral and intracerebral hematomas" とまとめて言えるように常に心がけよう.

78 Ⅲ comfortable English 100本ノック―添削例の総合的解析

訂正文④

The brain metastasis consisted of a yellow-brown tumor, about 40 mm in its major axis, extending from the right posterior frontal to the parietal lobes, surrounded by intratumoral and intracerebral hematomas. (75.6%)

問題文⑤

Hemorrhage from metastatic foci in the brain parenchyma from hepatocellular carcinoma is reported in only a few cases in the literature.

解説⑤

典型的な日本文の逐語的直訳の英文である．comfortable English に直そう．

訂正文⑤

Only a few cases of hemorrhage from metastatic foci of hepatocellular carcinoma in the brain parenchyma has been reported in the literature. (104.7%)

問題文⑥

They described about the intraoperative monitoring of SEP (somatosensory evoked potentials) as follows; when the patient suffered the severe and abrupt cerebral ischemia, the change in SEP occurred within 1 minute. When the decrease of CBF (cerebral blood flow) occurred gradually, the changes in amplitude of SEP correlated with the decrease of CBF.

解説⑥

● 略語の使用上のルール

「略語の使用上の留意点」で解説したように(39頁)，フルスペルを示してから（　）内に略語を示す方法が一流誌では採用されている．したがって SEP (somatosensory evoked potentials) などは somatosensory evoked potentials

(SEP)のように訂正する．"as follows:"で文章を中断すればそれだけ長文になるので，このような語句は避ける．

◉定冠詞と不定冠詞

"suffered the severe and abrupt ischemia"や"the change in SEP"と定冠詞が付いているか，「どの」ischemia なのか，「どの」変化なのかわからないので不定冠詞に修正する．後者の場合には，「何らかの変化」という意味の不定冠詞と理解してほしい．

◉動詞をうまく使う

「動詞のうまい使い方」で説明したように(33頁)，動詞をうまく使うことが comfortable English にするコツである．monitoring を動名詞として使用すれば，"during the monitoring of SEP"となるが，monitoring を現在進行形として使えば，"while monitoring SEP"と短くなり，かつ米英人が嫌う of が不要となる．

訂正文⑥

They reported that while intraoperatively monitoring somatosensory evoked potentials（SEP），the occurrence of a severe, abrupt cerebral ischemia was detected within one minute as a change in SEP, and a gradual decrease in cerebral blood flow（CBF）was correlated with a change in amplitude of SEP.（86.8%）

問題文⑦

From January 1984 to March 1985, eleven patients with hypertensive intracerebral hemorrhage were admitted to neurosurgical service, within 6 hours from onset. At time of admission, there was neither severe hypoxemia nor acidosis. Ten cases had putaminal hemorrhage and one case had thalamic hemorrhage. Ventricular rupture was recognized on CT（computed tomographic）scanning in four cases, hematomas of Case 6, 8, and 11 were localized within the putamen, and the other seven had large hematoma extending into the internal capsule.

80 | Ⅲ comfortable English 100本ノック－添削例の総合的解析

解説⑦

● 数のルール

　日本語の直訳的英語で，comfortable English でないのみならず，文法的な誤りもある．英語では月と年の間にコンマが必要で，"January, 1984" としなければならない．医学論文では，個数を示す 10 以下の数字は spell out しなければならないが，それ以上の数字は「文頭でない限り」算用数字を用い，"11 patients" とする．患者はどこかの脳神経外科へ入院したのだから，"neurosurgical service" は具体的な名詞なので無冠詞では使えない．ここでは当脳神経外科の意味なので "our neurosurgical service" とする．

● onset

　"6 hours from onset" となっているが，onset は可算名詞なので無冠詞では使えない．日本語でも「患者は開始後入院した」と言ったら「何の開始？」と聞き返される．Onset には「発症」という意味はなく単なる「始まり」の意味で，「発症」と言いたければ "the onset of the disease" とか "the onset of symptoms" と言わなければならない．また "within 6 hours from" は，日本語で考えれば「発症から 6 時間以内」というので "from" でよさそうだが，英語では "within six hours of" と言うので覚えておこう．

● on admission を覚えておこう

　「入院時に」を "at time of admission" と訳しているが，「入院」という限定された「時点」なので定冠詞が必要で，文法的には "at the time of admission" となるが，"on admission" のほうが簡潔でよく使われる慣用句なので覚えておこう．

　日本語では「入院時に低酸素血症はなかった」と言うが，これを "There was no hypoxemia on admission." と直訳したらたいへんおかしな英語となる．"hypoxemia" という病態の世の中の存在を問題にしているのではなく，患者が hypoxemia という病態になっていなかった」と言いたいので，"The patient did not have hypoxemia on admission." とか "Hypoxemia was not found on admission." などと言わなければならない．

●case は patient ではない

日本語では「症例」と「患者」は同意語的に使われているが，英語では「"case" は "patient（人間）ではない"」という考えを明確にしているので，症例という意味以外に case という単語を使わず，患者 patient という単語を使う．"Ten cases had putaminal hemorrhage and one case had thalamic hemorrhage." では，case と hemorrhage が反復して使われている．日本語では同一語が反復して使用されるが，英語では同一語の反復を避ける工夫が必要となる．そこでまず case を patient に換えて，"Ten patients had putaminal and one had thalamic hemorrhage." と訂正する．

●on と by

"Ventricular rupture was recognized on CT scanning." となっているが，scanning は画像法のことなので "on" は使えない．「CT スキャンで脳室穿破が見つかった」は，① "Ventricular rupture was found by CT scanning." か② "Ventricular rupture was found on a CT scan." のいずれかを使う．

訂正文⑦

From January, 1984 to March, 1985, 11 patients with hypertensive intracerebral hemorrhage were admitted to our neurosurgical service, within six hours of the onset of symptoms. On admission, no patients had severe hypoxemia or acidosis. Ten patients had putaminal and one had thalamic hemorrhage. Ventricular rupture was evident on computed tomographic (CT) scans in four cases. The hematomas were localized within the putamen in case 6, 8, and 11, while in the remaining seven cases they extended into the internal capsule. (101.3%)

問題文⑧

He was sent to our neurosurgical service six hours after the onset of sudden left hemiplegia and coma. CT scan revealed a large hematoma in the right hemisphere with ventricular rupture. He had hypertension which required therapy with antihypertensive drugs (hydralazine and metoprolol).

82 | Ⅲ comfortable English 100本ノック―添削例の総合的解析

解説⑧

●sudden

いったいこの sudden はどの語を修飾しているのであろうか．日本語で「突然の片麻痺」，英語で "sudden hemiplegia" と言うが，これは「突然発症した」を略して「突然の」と言っているわけであろう．この文ではちゃんと onset という言葉が略されずに入っているのだから，sudden を本来修飾すべき onset の前に移動させよう．

●CT scan は可算名詞

CT scan の scan は画像という普通可算名詞であるので，無冠詞では使用できない．数枚撮像されたたった1枚に出血が認められたとは考えられないので，CT scans と複数形を用いる．単数形と複数形の区別のない日本語の英訳に当たっては単数・複数のいずれを用いるかは，常識で判断するしかない．

●修飾語の位置

英語では修飾語は被修飾語の近くに置く原則がある．with ventricular rupture は直前の hemisphere を修飾しているのではなく，遠くにある hematoma を修飾しており，かつ "and also" の意味もあるので，with の前にコンマを入れる．"He had hypertension which required therapy with ..." はいかにも日本語の直訳による複雑怪奇な文なので，スッキリ言いたいことだけを言うように訂正する．

訂正文⑧

He was transferred to our neurosurgical service six hours after the sudden onset of left hemiplegia and coma. CT scans revealed a large hematoma in the right hemisphere, with ventricular rupture. His hypertension was treated with hydralazine and metoprolol.
(90.7%)

問題文⑨

DIC（disseminated intravascular coagulation）is a well known complication of various disorders. The syndrome has also been found in neurosurgical field, particularly, in severe head injury, ruptured intracranial aneurysm, and brain tumor.

解 説⑨

略語の使用上の誤りを正す．2 文を 1 文にして simple and clear な comfortable English に訂正する．

訂正文⑨

Disseminated intravascular coagulation（DIC）is a well known complication of various disorders, including neurosurgical cases, particularly of severe head injury, ruptured intracranial aneurysm, and brain tumor.（79.3%）

問題文⑩

The multiple bleedings which occur simultaneously are very rare.

解 説⑩

"which occur simultaneously" を "simultaneous" に短縮し，66 頁に解説した「語・句はどのような順序で並べたらよいか」に従って形容詞の優先順位を考慮する．

訂正文⑩

Multiple simultaneous hemorrhages are very rare.（66.7%）

84 Ⅲ comfortable English 100本ノック―添削例の総合的解析

問題文⑪

We experienced a case suffering from bilateral spontaneous intracerebral hemorrhages which occurred simultaneously.

解説⑪

case（症例）は suffer できない．66頁に解説した「語・句はどのような順序で並べたらよいか」をも考慮する．

訂正文⑪

We treated a patient in whom spontaneous bilateral intracerebral hemorrhages occurred simultaneously.（92.3%）

問題文⑫

A case, 17-year-old girl of a small pontine hematoma considered to rupture of a capillary telangiectasis is reported.

解説⑫

"considered to rupture of" は文法的な誤り．girl の前に冠詞が必要．

訂正文⑫

A case of a 17-year-old girl with a small pontine hematoma considered due to rupture of a capillary telangiectasis is reported.（116.7%）

85

問題文 ⑬

Surgical specimen verified a capillary telangiectasis adjacent to the hematoma. It seems to be rare for the rupture of a capillary telangiectasis in case with pontine hematoma to prove histologically in survival.

解説 ⑬

surgical specimen（手術標本）が自ら verify（立証）することはできない．その後の文も文法的間違いが多く，意味不明．主語と動詞の関係を真剣に検討しよう．

訂正文 ⑬

Histological examination of the surgical specimen verified the presence of a capillary telangiectasis adjacent to the hematoma. Rupture of a capillary telangiectasis as the source of pontine hematoma is rarely documented histologically in surviving patients.
（109.1%）

問題文 ⑭

Evidence of vascular malformation ruptured into the pons is rarely demonstrated in operated cases.

解説 ⑭

●能動態の省略方法

文法上の重大な間違い．"vascular malformation ruptured ...." という省略形は "vascular malformation which was ruptured ..." の which was を省略したもので，能動態の "vascular malformation which ruptured ...." の省略形ではない．能動態を省略するときは「動詞＋ing」の形を使う．内容が過去のときは「having＋動詞の過去分詞」の形を使う．この場合の vascular malformation は単なる抽象的病名ではなく，橋（pons）に破裂したという形容詞が付いて具体化された可算普通名詞なので冠詞が必要である．

86 | Ⅲ　comfortable English 100本ノック―添削例の総合的解析

訂正文⑭

Evidence of a vascular malformation having ruptured into the pons has rarely been demonstrated in operated cases. （121.4%）

問題文⑮

We report a case with a juvenile subependymal hematoma of pontine tegmentum, in which a capillary telangiectasis was revealed by surgical specimen.

解説⑮

「〜の症例」は "a case of 〜"，「〜の患者」は "a patient with 〜" で前置詞の使い方に留意する．juvenile は病名ではなく，患者を修飾する言葉である．問題文 12 でも，ここでも "case" という言葉が使われている．症例報告の場合は，最初の序文で症例報告の意義などを述べ，本文の中では診療の事実を簡単明瞭に述べるだけでよい．case という言葉を繰り返し使うのは comfortable English でない．

"a capillary telangiectasis was revealed by surgical specimen"（毛細血管拡張症が手術標本によって証明された）を能動態に直すと "surgical specimen revealed（showed）a capillary telangiectasis"（手術標本が毛細血管拡張症を証明した）となり，手術標本 surgical specimen が勝手に証明することはできず，この文の誤りがすぐわかる．証明したのはあくまでも医学者か組織検査のはずである．体の臓器や部位には定冠詞が必要(the pontine tegmentum)．

訂正文⑮

We treated a juvenile patient with a subependymal hematoma of the pontine tegmentum, in which a capillary telangiectasis was present in the surgical specimen. （109.1%）

問題文 ⑯

It has not been reported that surgical specimen demonstrated a capillary telangiectasis in a case of spontaneous pontine hematoma.

解 説 ⑯

surgical specimen が demonstrate するのではなく，surgical specimen で demonstrate されるのであるから，"a capillary telangiectasis was demonstrated in the surgical specimen" としなければならない．"it ～ that ～" の構文は文を複雑にするだけなので，できるだけ使用しない．

訂正文 ⑯

A capillary telangiectasis has not previously been reported as a histologically documented cause of spontaneous pontine hematoma. (89.5%)

問題文 ⑰

Although it is known that capillary telangiectases are the most common vascular malformation in the pons, difficulty of demonstration of a capillary telangiectasis as the source of pontine hematoma seems to be based on that capillary telangiectases are usually small and stable and the wall of hematoma cavity may destroyed by bleeding.

解 説 ⑰

●同意語の反復を避ける

"may destroyed" は明らかな文法上の間違い．さらにこの文では telangiectasis が 3 回も使われている．これでは英語国民は吐き気を催さざるをえない．同意語の反復を避けて代名詞を使おう．

88 Ⅲ comfortable English 100本ノック―添削例の総合的解析

訂正文⑰

Although it is known that capillary telangiectases are the most common vascular malformation in the pons, their role in pontine hemorrhage is difficult to demonstrate because they are small and stable and the wall of the hematoma cavity may be destroyed by bleeding. (82.7%)

問題文⑱

Its incidence in Japan is more frequent than in America and Europe.

解説⑱

比較する言葉はお互いに近づけよう．また occurrence（発生）が frequent と言えても incidence（発生頻度）が frequent とは言えない．

訂正文⑱

Its incidence is higher in Japan than in America and Europe. (91.7%)

問題文⑲

Operation of a pontine hematoma is not performed actively in a general way.

解説⑲

日本語では「手術療法は積極的には行われていない」と言えても，英語では "not actively" とは言わない．また operation と surgery のニュアンスの違いにも気を付けよう．病名なので pontine hematoma の前の a は不要．

訂正文⑲

Surgery for pontine hematoma is not performed routinely. (61.5%)

89

問題文 ⑳

　In histological observation, no degenerative change was observed in the control group and the groups of no administration of HPD（hematoporphyrin derivative）.

解説 ⑳

　観察（observation, observed）という言葉が 2 回出ている．日本語では「組織学的に検索したら」"in histological observation（when histologically examined）" と副詞句を好んで使うが，「組織学的には」"histologically" と同意語になるので，英文では可能な限り短いほうを使う．また group という言葉も 2 回出てきているので，2 度目は代名詞に変えよう．さらに "the groups of no administration of HPD" は「HPD 非投与群」の直訳だが，of が 2 度も出てくるので "the groups not given HPD" とすれば uncomfortable な "of" を 1 度も使わなくてすむ．「短く，of を使わずに」という原則を覚えて可能な限り実行していただきたい．また「全然なかった」を強く言いたいときは複数にして no を付けて否定することである．

訂正文 ⑳

　No degenerative changes were observed histologically in the control group and in those not given hematoporphyrin derivative（HPD）. (81.8%)

問題文 ㉑

　Necrotic foci were predominantly recognized in the groups of HPD administration with the light delivery onto the tumor surface as well as onto the skin surface just over the area of tumor implantation.

解説 ㉑

　これは問題文 20 と同じ論文からの引用なので略語は説明なしで使われている．"were predominantly recognized"（目立って認められた）は単に "were

predominant"（目立っていた）と言っても同意なので，短いほうを採用する．
「HPD 投与群」は "the groups of HPD administration" という直訳よりも
"the groups given HPD" の意訳のほうがはるかに comfortable English である．"over" には「直上」という意味はなく，「〜より離れた上で」（例：「山を越えて」"over the mountain"）という意味になるので，それを修正したうえで，
"the skin surface just above the area of tumor implantation" は前後の文書の
内容から "the skin just above the tumor" と言っても通じるはずである．

　問題文 20 を含む論文全体を理解すると，さらに改良でき，それを参考までに
参考文 21 として示す．

訂正文㉑

Necrotic foci were predominant in the groups given HPD when the light was delivered both to the tumor surface and to the skin just above the tumor. (81.8%)

参考文㉑

Necrotic foci were predominant in the groups given HPD, regardless of whether the light was delivered directly to the tumor cell surface or to the skin just above the tumor. (90.9%)

問題文㉒

It is thought that the differential accumulation of HPD, a photosensitizing agent, in tumor tissue may allow selective sensitization of the tissue to the cytotoxic photodynamic process when tissue is exposed to the appropriate wave length of light.

解 説㉒

"accumulation of HPD in tumor tissue" よりは "uptake of HPD by tumor
tissue" のほうが comfortable English である．"allow selective sensitization
of the tissue" は「組織の選択的感受性を許す（もたらす）」と日本語でも気持ち
の悪い表現である．"make the tissue more sensitive"（組織の感受性を高める）

と言ったほうがまだましであるが，ここでは原文全体の意味を考えてもっと気の利いた comfortable English にした．

波長は "wave length" ではなく "wavelength" である．

日本人は控えめであるが，"It is thought that〜" という文自体が遠慮がちに言っているので，その後さらに "may"（かも知れない，あり得る）を入れたら英語ではとてもおかしくなってしまう．"It is thought (considered, believed, etc) that〜" や，"We think (consider, believe, etc) that 〜" の後は "may, can, would, could" などは使わずにストレートに表現するほうが，科学論文では普通である．

訂正文 ㉒

It is thought that the selective uptake of HPD, a photosensitizing agent, by tumor tissue renders malignant cells vulnerable to the cytotoxic effect of light administered at the appropriate wavelength. (78.9%)

問題文 ㉓

100% cell death was achieved with 6 hours of culture in the medium containing 50 μg/mL of HPD following 30 minutes of light exposure.

解説 ㉓

「英文での数字の使い方」で解説したように（56頁），算用数字を文頭に持ってくることはできないので文中に持っていく工夫をする．death（死亡）が100%ということは英語では考えられない．死亡率 death rate (mortality) が100%と言うべきである．

一体「6時間の培養」と「30分の光照射」とどっちを先に行ったのだろうか．なぜ「Aを行った後Bを行ったとき」を "B following A" と順序をわざわざ逆にして読者の頭を混乱させたのか．ことの起こりの順序に従って素直に "A followed by B" とすればよいのではないか．また "the medium" ではなく "a medium" である．

92 | Ⅲ comfortable English 100本ノック－添削例の総合的解析

訂正文㉓

The cell death rate was 100% with 30 minutes of light exposure followed by 6 hours of culturing in a medium containing 50 μg/mL of HPD. （108.3%）

問題文㉔

100% cell death was produced in the combination of 6 hours of cell culture in the 50 μg/ml of HPD containing medium following 30 minutes of light exposure.

解説㉔

算用数字の文頭を避け，また combination 以下を実際の手順の順序に直す．

訂正文㉔

The combination of 30 minutes of light exposure and 6 hours of culturing in the medium containing 50 μg/ml of HPD resulted in 100% tumor cell death rate. （100%）

問題文㉕

They revealed significant preferential uptake of HPD into the tumor compared to surrounding normal brain.

解説㉕

significant は，他に修飾語がなければ，確かに uptake を修飾できるが，ここでは preferential という形容詞が uptake を修飾しているので，それ(preferential)を修飾する形になるので significantly と副詞に代える．uptake は単独では不可算名詞だが，これだけ修飾語が付けば，特定の性格付けがなされ普通名詞化されるので冠詞 a を付ける．"uptake into" ではなく "uptake by" とする．

●比較用語の使い方

腫瘍と周囲組織とを比較しているのではなく，腫瘍による uptake と周囲組織による uptake とを比較しているので，英語では比較するものを明示する必要がある．日本人は英文での比較用語（句）の使い方を間違いやすいので，気をつけよう．

訂正文㉕

> They revealed a significantly preferential uptake of HPD by tumor cells relative to that by the surrounding normal brain.（126.7%）

問題文㉖

> The argon laser energy density was 30 joules/cm^2 delivered at a power of 100 mW in a spot of about 2 cm^2 in diameter for 15 minutes.

解説㉖

●単位表記法の改正

科学論文における単位の表記方法が改正され，長さの単位 cm は使えず，m もしくは mm で表記する．面積の単位は cm^2 は使えず，mm^2 は使用不可ではないが推奨されず，m^2 を使うようになった．エネルギーの単位は joule ではなく，J と表記する．

●逐語的直訳をしない

「delivered 以下の句」はどこにかかっているのか．まさか直前の 30 joules/cm^2 ではなく，laser もしくは energy にかけているつもりだろうが，離れすぎて文法的によくない．また「〜に照射した光エネルギー密度は〜だった」と言いたいのだろうが，「〜のエネルギーの光を照射した」と言い換えたほうがスッキリした英語になる．複雑な日本文を翻訳するときには，逐語的直訳は最初から諦め，自分の英語力で表現しやすいように日本文を言い換えて意訳するコツを学んでほしい．

●修飾語の優先順位

"in a spot of" はここでは "over an area of" としたほうがよい．いくつも修

94 Ⅲ comfortable English 100本ノック─添削例の総合的解析

飾語句が続くときの英語での優先順位は，①様態，②場所，③方向，④度数，⑤時，の順になっているが，極端に語句の長さが異なるときは短いほうを先に出す．したがってここでは"for 15 minutes"を先に出すべきである．

訂正文㉖

The argon laser of $3\,\mathrm{kJ/m}^2$ was delivered for 15 minutes at a power of 100 mW over an area of about $20\,\mathrm{mm}^2$. (88.9%)

問題文㉗

After confirming the macroscopic findings, coronal section was prepared for routine Hematoxylin-Eosin stain.

解説㉗

"after confirming the macroscopic findings"は"after macroscopic examination"でスッキリ通じる．"coronal section"はたった1枚切ったわけではないだろう．hematoxylin-eosinは固有名詞ではないので，大文字にする必要はない．染色はstainであるが，ここでは「染色すること」を言っているので"staining"と動名詞にする．この辺の英語的センスを養ってほしい．

訂正文㉗

After macroscopic examination, coronal sections were prepared for routine hematoxylin-eosin staining. (85.7%)

問題文㉘

No cytocidal effect was seen when HPD was not added to the medium, and also in the cases of no light exposure, except for the cases of no light exposure to the 50 μg/mL of HPD containing medium.

解説㉘

否定文では also は使わず，nor や either を使う．

肯定文例 He took the examination, and I took it, too.

もしくは He took the examination, and I also did.

否定文例 He did not take the examination, and I did not either.

もしくは He did not take the examination, nor did I.

「光照射をしなかった場合」を "in the cases of no light exposure" と訳しているが，いかにもぎこちない日本語的英訳である．"when light was not irradiated" とか "in the absence of light irradiation" とすれば comfortable English になる．最後の "except for the cases of no light exposure to the $50\ \mu g/mL$ of HPD containing medium" はまったく理解できない英語なので，この文を含む原論文の前後から判断して意訳した．"was seen"（受動態）は "occurred"（能動態）に直して気持ちの悪い "be" 動詞を減らす．

訂正文㉘

No cytocidal effect occurred when HPD was not added to the medium, nor were the tumor cells killed in the absence of light irradiation, except when $50\ \mu g/mL$ of HPD was added to the medium. (91.9%)

問題文㉙

In the surrounding brain tissue not infiltrated with tumor, histological changes were not found.

解説㉙

「腫瘍によって浸潤されていない周囲の脳組織には組織学的変化は認められなかった」という日本文の直訳文で，主文 "histological changes were not found" の前に長い修飾句が付いた「頭でっかちな」英語国民の嫌う英文になっている．スッキリした訂正文をよく味わって comfortable English に英訳するコツを学んでいただきたい．

96 Ⅲ comfortable English 100本ノック―添削例の総合的解析

訂正文㉙

The normal brain tissue surrounding the tumor did not show histological changes.
(85.7%)

問題文㉚

The depth of the necrotic foci was about 3 to 5 mm.

解説㉚

これも典型的な「日本語的直訳英語」である．comfortable English の言い回しを覚えていただきたい．

訂正文㉚

The depth of the necrotic foci ranged from about 3 to 5 mm.（108.3%）

問題文㉛

The light dose to achieve 100% cell kill is variable depending upon the type of glioma cells.

解説㉛

dose の後に necessary を入れる．"is variable" は "varies" として気持ちの悪い "be" 動詞を省く．type は types と複数にすべきである．更にスッキリする工夫をしよう．

訂正文㉛

The light dose necessary to achieve 100% cell death rate varies among the different types of glioma cell.（105.9%）

問題文㉜

Radical intervention was performed in none of the cases.

解説㉜

否定語はできるだけ先に出す.

訂正文㉜

Radical intervention was not undertaken in any cases. (88.9%)

問題文㉝

It is next to impossible to perform the operation for multiple small aneurysms located at peripheral arteries, especially located deep in cerebral hemispheres.

解説㉝

英文学者ではないので，“is next to impossible”などと洒落た表現は避けて，素直に“is extremely difficult”と言おう.

operation には operate という動詞があるので，“perform the operation”という「日本語的英語」は絶対に避ける．ただし，operate はもともと機械などを「操作・操縦する」という意味で，「手術する」という意味のときは自動詞となり目的語は取れないので，“operate on a patient”という表現をすることを覚えておくこと．したがって“perform the operation for an aneurysm”(動脈瘤を手術する)は“surgically treat an aneurysm”という言い方をする.

especially の後の副詞句だけでは「特に大脳半球深部にある」となって意味が通じない.「特に大脳半球深部にある物(脳動脈瘤)」と言わなければ通じない．なお人体の臓器(大脳半球を含む)には定冠詞が必要である.

98 | Ⅲ comfortable English 100本ノック―添削例の総合的解析

訂正文㉝

It is extremely difficult to surgically treat multiple small aneurysms on peripheral arteries, especially those located deep in the cerebral hemispheres. (91.3%)

問題文㉞

Responsible aneurysm of the first subarachnoid hemorrhage in this case was not clearly identified.

解説㉞

"responsible aneurysm of the first subarachnoid hemorrhage" では通じにくいし，また aneurysm に冠詞が付いていない．"the aneurysm responsible for the subarachnoid hemorrhage" とすれば comfortable English になる．

訂正文㉞

In this case, the aneurysm responsible for the first subarachnoid hemorrhage was not clearly identified. (107.1%)

問題文㉟

It may be plausible that unidentified aneurysm at the second portion of the middle cerebral artery was a pathogenesis of the initial subarachnoid and the second intracerebral hemorrhages because of the extravasation at this point.

解説㉟

plausible にさらに may be を付けて遠慮することはないだろう．"is possible" とスッキリした英語を使おう．aneurysm は単なる病名ではなくこの症例の特定の脳動脈瘤を指しているので，無冠詞のままでは使えない．この文からは，生前にはわからなかったが死後剖検で発見された脳動脈瘤が２回の出血の

原因であったと言いたいのであろう．それならば aneurysm の前に定冠詞が必要である．"was a pathogenesis of" はあまりにも「日本語的英語」で困る．"caused" という active な動詞を使って文章全体をいきいきとさせよう．

訂正文 ㉟

It is possible that the unobserved aneurysm on the second portion of the middle cerebral artery caused both the initial subarachnoid and the second intracerebral hemorrhages, since the extravasation occurred at this point. (94.3%)

問題文 ㊱

Forty-four adult cats were employed in this study. Ketamine (25 mg/kg) were given intramuscularly for anesthesia.

解説 ㊱

文法的にはどこも間違っていないが，日本語論文の逐語的直訳で，不要で無駄な語句に満ちているので，スッキリした1つの短文にすると comfortable English になる．

訂正文 ㊱

Forty-four adult cats were anesthetized with 25 mg/kg of ketamine. (60.0%)

問題文 ㊲

Preocclusional administration of Mannitol had a prophylactic effect in protecting the microcirculation during occlusion and prevented the development of acute brain swelling associated with re-perfusion.

100 | Ⅲ comfortable English 100本ノック―添削例の総合的解析

解説 ㊲

学術論文では薬品名は商品名ではなく一般名を使用する．Mannitol は商品名で一般名は D-mannitol である．"had a prophylactic effect in protecting" は単に "protected" で意味は十分通じるはずである．re-perfusion のハイフンは不要である．

訂正文 ㊲

Preocclusional administration of D-mannitol protected the microcirculation during occlusion and prevented the development of acute brain swelling associated with reperfusion. (80%)

問題文 ㊳

Fourteen patients with gliomas with histological confirmation were investigated.

解説 ㊳

"gliomas with histological confirmation"（組織学的に確定診断のついた glioma）は "histologically confirmed gliomas" としたほうがよっぽどスッキリした comfortable English になる．

訂正文 ㊳

Fourteen patients with histologically confirmed gliomas were investigated. (88.9%)

問題文 ㊴

The values of glucose consumption in the gliomas were calculated.

解説 ㊴

この論文を添削した native の英語学者は "the values of" を "the values

for" と訂正したが，辞書によると value を価値という意味で使用するときは "value of"，"value for" のいずれでもよく，値・数値の意味のときは "value of" となっているので，ここでは数値の意味なので，訂正の必要はない．

問題文⑳

In an experimental study, Graham demonstrated an increase of hexokinase activity in malignant glioma.

解説⑳

"in an experimental study" は単に「実験的に」(experimentally)と言ったほうがスッキリする．「〜の増加」と日本語では言うが，英語では "increase in" と of ではなく in が好んで使われる．"malignant glioma" は単数無冠詞では困る．総称的表現の中でここでは複数形がピッタリである．

訂正文⑳

Graham experimentally demonstrated an increase in hexokinase activity in malignant gliomas. (78.6%)

問題文㊶

The present study also showed that K_3 was significantly higher in malignant glioma.

解説㊶

節はできるだけ句や語句にして文はできるだけ短くする．glioma は複数にする．

訂正文㊶

The present study also showed significantly higher K_3 in malignant gliomas. (84.6%)

102 | Ⅲ comfortable English 100本ノック－添削例の総合的解析

問題文 ㊷

In the present study, K_4 of malignant glioma was significantly lower than that in benign glioma.

解 説 ㊷

前置詞と総称名詞の使い方に注意し，比較する語句をはっきりさせる．

訂正文 ㊷

The present study showed significantly lower K_4 in malignant than in benign gliomas. (81.3%)

問題文 ㊸

MR imaging is a non-invasive, highly sensitive, and specific diagnostic modality for evaluating a wide variety of intracranial diseases.

解 説 ㊸

"for evaluating a variety of" はだらだらしすぎている．

訂正文 ㊸

MR imaging is a non-invasive, highly sensitive, and specific diagnostic method for various intracranial diseases. (80.0%)

103

問題文⑭

In the evaluation of patients suspected of harboring cerebrovascular diseases, non-invasive demonstration of blood flow without the use of iodinated contrast medium and superb contrast sensitivity to abnormal signals associated with cerebral ischemia to previous hemorrhage are apparent advantage of MR imaging over computed tomography scan or cerebral angiography.

解説⑭

"evaluation of patients suspected of harboring cerebrovascular diseases" はまさに無駄な語句の連続である．一体何を evaluate（評価）するのだろうか．患者を評価するのではなく患者の持っている（と疑われている）疾患そのものを評価するのではないだろうか．"without the use of" や "by means of" は単に "without" や "by" ですむことは英文法の常識である．前にも述べたように，MR imaging に対応する言葉は CT（computed tomographic）scanning である．英語では単語の語尾変化に常に留意する必要がある．また単数と複数の使い分けにも絶えざる注意が必要である．

訂正文⑭

For evaluating cerebrovascular diseases, non-invasive demonstration of blood flow without iodinated contrast medium, and superb contrast sensitivity to abnormal signals associated with cerebral ischemia or with previous hemorrhage are the major advantages of MR imaging over CT scanning or cerebral angiography. (83.7%)

問題文⑮

Four patients presented with a subarachnoid hemorrhage, and in the remaining four patients aneurysm was an incidental finding.

解説⑮

subarachnoid hemorrhage の前の不定冠詞は不要である．後半の文をなぜわざわざ複雑な構文にしたのだろうか．日本語の原稿の逐語的直訳のせいであろう．

104 Ⅲ comfortable English 100本ノック−添削例の総合的解析

訂正文㊺

Four patients presented with subarachnoid hemorrhage, and the remaining four had an incidental aneurysm. (77.8%)

問題文㊻

On non-enhanced CT scan, intraluminal thrombus was seen as an homogeneous mass of iso- to slightly high-density, which showed peripheral ring-like or arcuate enhancement after intravenous administration of the iodinated contrast medium.

解説㊻

●単純 CT と造影 CT の英語表現

CT スキャンの撮像にあたっては，何もしないで撮像する方法と造影剤を注入した後に撮像する方法とがあり，日本では前者を「単純 CT スキャン」，後者を「造影 CT スキャン」と呼んでいる．これを直訳して前者を "plain CT scan"，後者を "contrast-enhanced CT scan" と勝手に呼んでいる日本人医学者が多いが，このような英語は存在しない．確かに「頭蓋骨 X 線単純写真」のことを英語で "plain skull X-rays" とは言うが，CT については "plain CT scan" とは言わない．要するに言葉は理論ではなく習慣なので，理屈を言っても始まらない．英語圏では，前者を "precontrast CT scan (ning)"，後者を "postcontrast CT scan (ning)" と言っている．ある日本人の医学者が，"precontrast" とは造影するのを前提としてその「単純」を意味するのだから，自分は最初から造影する気はないので，"precontrast" はおかしいと文句を言っていたが，私に文句を言われてもどうしようもない．造影する意志があろうとなかろうと，造影していない CT は "precontrast CT scan (ning)" と言うのである．

●不定冠詞と無冠詞

an homogeneous は明らかに a homogeneous の間違い．intraluminal thrombus は特定の患者での血管内血栓のことを言っているので，具体的な普通名詞となり，無冠詞では使えず不定冠詞を入れる．また最後の iodinated contrast medium は物質名詞なので冠詞はいらない．

　さらにこの文章では，「CT では，〜が認められ，さらにそれは〜を示した」と３つの文節から成っているが，節を句に変えて１つの短文にすることができる．

訂正文㊻

　The precontrast CT scan showed an intraluminal thrombus as a homogeneous iso- to slightly high-density mass, with peripheral ring-like or arcuate enhancement after intravenous administration of iodinated contrast medium. (88.6%)

問題文㊼

　Atlas and Olsen reported that 1) demonstration of blood flow in the parent artery and aneurysmal lumen by signal void sign or even echo rephrasing effect, 2) intraluminal laminated thrombus showing mixed signal intensities, and 3) curvilinear rim of low signal intensity indicating border of an aneurysm, constitute the cardinal MR features of giant aneurysm.

解説㊼

●動詞は先に

　この文章は，初歩的な文法的ミスが目立つのもさることながら，that 以下の構文が基本的に間違っている．that 以下では，1），2），3）に続く長い句が全部で主語を形成し，長文の最後になってやっと constitute という動詞が出てくる．日本語ではもともと動詞を最後に置くので，日本人にとっては奇異に感じなくても，動詞をできるだけ先に出す英語を使う人にとっては「頭でっかち」な文章はとても耐えられないことをよく覚えておいていただきたい．冠詞の挿入箇所や細かな表現の訂正などは訂正文を研究していただきたい．

106 | Ⅲ comfortable English 100本ノック―添削例の総合的解析

訂正文㊼

Atlas and Olsen reported that the main MR features of giant aneurysms are: 1) blood flow in the parent artery and aneurysmal lumen depicted as a signal void or the even-echo rephrasing, 2) an intraluminal laminated thrombus showing mixed signal intensities, and 3) a curvilinear rim of low signal intensity indicating the border of the aneurysm.（101.8%）

問題文㊽

MR imaging has been known to be useful in identifying the perianeurysmal hemorrhage and secondary changes.

解説㊽

「知られている」は "has been known" としなくても "is known" で十分である.

●前置詞の使い方

"useful in" ではなく "useful for" である. 前置詞は日本人にとっては冠詞に次いで難しいので, 英文を読むときにただ内容を理解することのみに夢中にならず, 冠詞や前置詞の１つひとつを「自分だったらここにこの冠詞・前置詞を使っただろうか」と自問自答しながら常に注意深く読む努力をしない限り, 冠詞・前置詞の使い方をマスターすることはできない.

訂正文㊽

MR imaging is known to be useful for identifying the perianeurysmal hemorrhage and secondary changes.（93.8%）

107

問題文㊾

We studied which operative maneuver was more effective from the standpoint of postoperative CBF study as well as the clinical outcomes and the findings on the electroencephalogram and angiogram, direct or indirect vascular reconstruction.

解説㊾

この文は能動態で書かれている点はよいのだが，which 以下の節において，"which operative maneuver was more effective, direct or indirect vascular reconstruction" という文に，"from the standpoint of～" 以下長い挿入句があり，文の構造がきわめてわかりにくくなっている．かつ「～の見地・立場・観点から」とは日本人が好んで使う表現ではあるが，英語ではあまり使われない．訂正文で何を言いたいのかをはっきりさせた．

訂正文㊾

The effectiveness of direct versus indirect vascular reconstruction was investigated by the postoperative CBF study, the clinical outcomes, and by electroencephalographic and angiographic findings. (70.6%)

問題文㊿

The efficacy of vascular reconstruction for moyamoya disease of childhood is elucidated from the standpoint of cerebral hemodynamics using SPECT.

解説㊿

この文でも "from the standpoint of" が出てきているので省こう．また "of childhood" は文法的には間違いではないが，of をできるだけ省くために，childhood を形容詞化して moyamoya disease の前に移動する．

訂正文(50)

The efficacy of vascular reconstruction for childhood moyamoya disease is evaluated by cerebral hemodynamics using SPECT. (80.0%)

問題文(51)

It has been reported that traumatic subarachnoid hemorrhage is caused by the rupture of small vessels in the pia-arachnoid or by hemorrhage associated with cortical contusion.

解説(51)

この文は文法的には何も問題はないが，“It has been reported…” と冗長になっているので訂正文のように短縮した．このような変換をよく覚えておいていただきたい．

訂正文(51)

Traumatic subarachnoid hemorrhage is reported to be caused by the rupture of small vessels in the pia-arachnoid or by hemorrhage associated with cortical contusion. (92.3%)

問題文(52)

Swanwella reported the patients with narrowing of the major basal arteries which occurred early after head trauma. But traumatic subarachnoid hemorrhage was not noted in some of the patients.

解説(52)

「外傷後間もなく起こった主要脳底動脈狭窄の患者を報告したが，その中には外傷性くも膜下出血のない患者もいた」という意味の文であるが，これは下線を

引いた語句を省略しても意味は同じである．日本語で考えても冗長である．また
"early after" は "soon after" という．

訂正文 52

Swanwella reported that no traumatic subarachnoid hemorrhage was found in some patients with narrowing of the major basal arteries occurring soon after head trauma. (82.8%)

問題文 53

An adequate biopsy specimen of cystic or necrotic lesions is hardly obtained.

解説 53

この文も主語句が長すぎる．"adequate" は「あり余るほど十分な」という意味であるのに対して，"sufficient" は「ちょうど十分な」という意味なので，ここでは後者を使わなければならない．

訂正文 53

It is difficult to obtain a sufficient amount of biopsy specimen from cystic or necrotic lesions. (133.3%)

問題文 54

With our apparatus, in which the endoscope is attached to the stereotactic frame, the endoscope can be inserted repeatedly, and unexpected damage of brain tissues and vessels due to slight movement of the hand, which may be likely if the endoscope is held by the hand for its manipulation, can be avoided.

解説 54

まず文法的な間違いとして，"damage of" という表現はなく，"damage

from”（～から受けた被害）もしくは“damage to”（～への損害）しかないので，ここでは当然“damage to”としなくてはいけない．この文では endoscope が 2 回出てくるが，1 回にするには訂正文のように変更する．手で持っていれば少しの動きで damage が起こるのは当然なので，“due to slight movement of the hand”は不要の句ではなかろうか．

訂正文(54)

With our apparatus, the endoscope attached to the stereotactic frame can be inserted repeatedly, and unexpected damage to brain tissue and vessels, which may be likely if the endoscope is hand held during manipulation, can be avoided.（71.2%）

問題文(55)

Immunohistological studies showed that glial fibrillary acidic protein, S-100 protein, and myelin basic protein staining was negative in tumor cells.

解説(55)

staining の位置を変えるだけで訂正文のように短くなる．日本語のくどさと英語のスッキリさがよく出ている問題である．

訂正文(55)

Immunohistological staining for glial fibrillary protein, S-100 protein, and myelin basic protein was negative in tumor cells.（85.0%）

問題文(56)

Several cases with Homer-Wright rosettes have been reported. In some cases, although tumor cells show no Homer-Wright rosettes, they still show a resemblance to tumor cells gathering around fibrillary stroma as was seen in our case.

解説 ㊌

　最初の文は過分数(主語が大きすぎる)なので，動詞を前に移動し，必要な文法的補正をした．次の文も，複雑な構文を簡単にした．このような変換には，かなりの英語力が要るが，よく研究していただきたい．

訂正文 ㊌

　Some reported cases have Homer-Wright rosettes. Some other cases as well as ours have no Homer-Wright rosettes, but have rosette-like structure formed by tumor cell aggregation around a fibrillary stroma. (83.3%)

問題文 ㊔

　For the treatment of accessible internal carotid artery aneurysm, a carotid ligation combined with the intracranial-extracranial arterial bypass is chosen from various methods.

解説 ㊔

　「〜の治療にあたって多くの方法の中から〜が選ばれた」とは日本語で考えてもきわめて複雑で，日本の学者はどうしてこうも複雑な文章を好むのだろうか．この文では名詞の単数・複数，冠詞の使い方が大きく間違っている．

　"accessible internal carotid artery aneurysm"(直達手術可能な内頸動脈瘤)と具体的に限定すれば，もはや抽象的な病名ではなくなるので，普通名詞化され，単数無冠詞では使用できない．このようなときは複数名詞で総称したほうがよい．

訂正文 ㊔

　Accessible internal carotid artery aneurysms are usually treated by carotid ligation combined with an intracranial-extracranial arterial bypass. (73.9%)

112 Ⅲ comfortable English 100本ノック－添削例の総合的解析

問題文 ⑱

His recent history showed an episode of the sudden manifestation of neurological deficits.

解 説 ⑱

これも不要な語句に満ち満ちている．

訂正文 ⑱

He recently experienced an episode of sudden neurological deficits. (69.2%)

問題文 ⑲

Two dimensional mapping has been applied fairly recently and this is expected to be a very potent method for the purpose of discovering not only laterality effects but also desynchronization foci.

解 説 ⑲

　この文は，脳波解析の進歩に関した論文の引用である．従来，脳波は肉眼の判読によっていたが，それでは細かな解析は不可能で，些細な非対称性や病的焦点は見逃されがちであった．近年コンピュータ技術の進歩により，脳波をコンピュータ解析して二次元的にマッピングする二次元脳電図が開発された．これによって，"not only laterality effects"（非対称性のみならず），"desynchronized foci"（非同期化した焦点）をも診断できるようになった，というのが論旨である．この文章も，不要な語句を排除すると，訂正文のように実にスッキリした文章になる．"A is applied to B"ではBは動詞ではなく名詞としなくてはならない．

訂正文 59

Two dimensional mapping has been applied fairly recently with a great expectation to discovering not only laterality effects but also desynchronized foci. (71.0%)

問題文 60

We have proposed a method of objective evaluation of pattern differences between two maps.

解説 60

●of のない英語を

この文章の問題点は，文法的には正しいのだが，米英人が不愉快に感じる of が多すぎるので，of のない文章に訂正した．

訂正文 60

We have proposed a method to objectively evaluate pattern differences between two maps. (92.9%)

問題文 61

The EEG of 10 male adults aged 21 to 23 at rest with eyes closed were recorded.

解説 61

文法的には正しいが，過分数（主語句が長すぎる）なので，動詞を前に出す．全員大人なので，male adult と言わずに men と言う．

訂正文 61

The EEG was recorded at rest with eyes closed in 10 men aged 21 to 23. (94.1%)

114 | Ⅲ comfortable English 100本ノック―添削例の総合的解析

問題文 ⑥

　The power spectrum gives directly us information about components being dominantly in the wave.

解 説 ⑥

　どうしてこんなおかしな文章が書けるのだろうか．これは脳波解析に関する論文で，周波数解析で出てくる power spectrum のことを言っているのである．まず文法的には副詞 directly を動詞の前に置き，副詞 dominantly を形容詞 dominant に変えれば，一応文法的には正しい文章になる．しかし，もっとスッキリさせなければ comfortable English にはならない．

訂正文 ⑥

　The power spectrum clearly shows dominant wave components. (57.1%)

問題文 ⑥

　Tendency of phase reversal is seen between the occipital and the frontal regions in both types. The area which shows the phase reversal spreads or contracts accompanied with fluctuation in the amplitude.

解 説 ⑥

　これは脳波の phase reversal（位相の逆転）についての論文である．まずこの文章における文法的誤りを指摘する．tendency は可算名詞なので不定冠詞がいる．frontal の前の定冠詞は不要である．accompanied with ではなく accompanied by という慣用句になるので覚えておく．

　"A tendency of phase reversal is seen." は "The phase reversal tends to occur." としたほうが comfortable English になる．また which shows は単に showing で十分なので，なるべく節を句に変える．"accompanied by fluctuations in the amplitude" とするよりも，"as the amplitude fluctuates" とした

ほうがより comfortable English になる.

訂正文(63)

The phase reversal tends to occur between the occipital and frontal regions in both types. The area showing the phase reversal spreads or contracts as the amplitude fluctuates. (87.5%)

問題文(64)

Background EEGs have been compared at rest and during the performance of various kinds of tasks in subjects in an effort to determine the cerebral functions involved in the handling of these tasks.

解説(64)

"during the performance of", "in an effort to" はそれぞれ "during", "to" のみで十分である. また "involved in the handling of" は "associated with" で十分である.

訂正文(64)

Background EEGs have been compared at rest and during various kinds of tasks in subjects to determine the cerebral localization associated with these tasks. (72.7%)

問題文(65)

The presaccadic positive spike potentials occurring from 1.5 to 2 msec before saccades, which centered over the posterior parietal region and had the same distribution of far field potentials as the auditory brainstem response, were detected in all subjects who performed accurate saccadic eye movements.

116 | Ⅲ comfortable English 100本ノック―添削例の総合的解析

解説 65

この文章の主語"positive spike potentials"の動詞は何とずっと後ろに出てくる"were detected"である．この動詞を前に出すには次の(文末の)節を文頭に出すしかない．

訂正文 65

In all subjects who performed accurate saccadic eye movements, the presaccadic positive spike potentials occurring from 1.5 to 2 msec before saccades were recorded, which centered over the posterior parietal region and had the same distribution of far field potentials as the auditory brainstem response. (100.0%)

問題文 66

By analyzing wave forms, it was possible to accurately determine such temporal factors as initiation time, latency, duration, and amplitude of response.

解説 66

日本語では「波形を分析することにより〜が可能になった」と言ったほうが自然だろうが，英語では複雑な構文となるので，「波形の分析が〜を可能にした」と言ったほうが，より comfortable English になる．

訂正文 66

Analysis of wave forms made it possible to accurately determine such temporal factors as initiation time, latency, duration, and amplitude of response. (100.0%)

問題文 67

In the recent paper of Seki and others, they demonstrated presaccadic potentials using this new method.

解説 ⑰

"in the recent paper of" はまったく役に立たない不要の語句である．using は by でもよい．

訂正文 ⑰

Seki and others recently demonstrated presaccadic potentials using this new method.
(68.8%)

問題文 ⑱

There are not a few cases which show contracture at the wrist.

解説 ⑱

"There are ... which ..." と言う日本語的な複雑な構文は原則として用いないようにする．

訂正文 ⑱

Not a few cases show contracture at the wrist. (75.0%)

問題文 ⑲

The recording was taken with the subjects in a supine position on the bed in the recording room.

解説 ⑲

動詞と前置詞の間違いである．「記録を行った」,「切開を加えた」はそれぞれ "The recording was made",「The incision was made" と make を使う．確かに,「患者を仰臥位(伏臥位)に保って〜をした」と言うときには, "With the patient in a supine (prone) position, we ..." と言うが, ここでは「仰臥位の患者

118 III comfortable English 100本ノック―添削例の総合的解析

の(から)記録を行った」わけなので，"on the subject" と言う．

訂正文 ㊿

The recording was made on the subjects in a supine position on the bed in the recording room. (100.0%)

問題文 ㉘

Recently developed EEG dynamic topography system, which could express the dynamic change of EEG activities as the animated movie, has been applied to the study of presaccadic potentials.

解説 ㉘

まず system は可算名詞なので単数無冠詞では使えず，ここでは「最近開発されたあの～装置」という意味で，「心の人差し指」で説明したように(51頁)，「心で指して特定・強調」しているので，定冠詞 the を使う．

"could express" と弱々しく言うくらい頼りのない装置なのだろうか．"can demonstrate" とはっきり言う．また which を使う複雑な構文にわざわざする必要があるのだろうか．また change は changes と複数にしたほうが「細々したすべての変化を」というニュアンスが加わって迫力が出てくる．

"to the study of" は単に "to study" で十分である．be applied to の後は名詞が来る．

訂正文 ㉘

The recently developed EEG dynamic topography system can demonstrate the dynamic changes of EEG activities as the animated movie, and has been applied to studying presaccadic potentials. (96.4%)

問題文 ⑦

Comparison was made between stimulation of the median nerve at the wrist and stimulation of the ulnar nerve at the elbow as to N_1. In the case of latter, the peak latency tended to be shorter by several msec.

解 説 ⑦

「A と B について比較検討を行ったところ，A が B より〜であった」という日本語論文で愛用される表現をそのまま直訳した拙劣な文章である．「比較検討を行ったところ」などという語句はまったく不要で，単に「A が B より〜であった」といえば十分であろう．

訂正文 ⑦

The peak latency of N_1 tended to be shorter by several msec when the ulnar nerve was stimulated at the elbow than when the median nerve was stimulated at the wrist. (79.5%)

問題文 ⑦

The peak recorded from the contralateral region was clearer than the one from the ipsilateral region to stimulation.

解 説 ⑦

● 何と何を比較したいのかはっきりさせる

何と何を比較しているのかをはっきりとさせる必要がある．確かに，誘発電位の peak（頂点）を同側で記録されたものと対側で記録されたものとを比較しているわけだが，結局は同側と対側を比較していることになる．だったらそれを直接比較するように構文を変えたほうが，より comfortable English になる．そうなると，刺激に対して記録されたという意味の "to stimulation" が文末では，いかにも遠すぎるので，前へ出そう．比較の表現を含む作文には十分な考慮が必要

である.

訂正文 ⑫

The peak recorded to stimulation was clearer in the contralateral than in the ipsilateral regions. (83.3%)

問題文 ⑬

The equipotential values were demonstrated by two-dimensional color display with 20 colors.

解説 ⑬

●同意語反復の禁止

気象地図や山岳地図のように等値域を二次元的に表示する画像化が，CT，PET，SPECT などで採用されているが，脳波も二次元脳電図としてカラー表示する画像診断が普及してきた．そのことを言っている文章だが，color という単語が 2 度，また demonstrate と display と同じような意味を持つ言葉が出てきているのは，まずい英文の典型例である．訂正文と比較して研究してほしい．

訂正文 ⑬

The equipotential values were two-dimensionally displayed with 20 colors. (76.9%)

問題文 ⑭

The patient has been showing a gradually progressive course of forgetfulness and disorientation since 1978 and she was annoying with her disabilities.

解説 74

●suffer from

suffer（from）と言う慣用句を使いこなせないための拙劣な長文になっている．suffer は他動詞として使うときは「〜に罹る」という意味で，"He suffered a heart attack."（彼は心臓発作を患った）などと言うが，自動詞として使うときは前置詞 from を伴って「〜に苦しむ」という意味になり，"He suffered from severe headaches."（彼はひどい頭痛に苦しんだ）と言う．そこで suffer from を使って訂正文のようなスッキリした comfortable English にする．

訂正文 74

> The patient has been suffering from difficulties associated with gradually progressive forgetfulness and disorientation since 1978.（72.7%）

問題文 75

> On admission, she was alert and there was no personality change in her.

解説 75

否定するときに，no change と no changes の 2 つの表現があるが，複数にして否定したほうが強い響きが感じられる．日本語でも「不変であった」，「変化はみられなかった」と言うより「どんな変化もみられなかった」と言ったほうが強く感じられるのと同じである．"without any changes" と any を入れればもっと強い否定の感じが出せる．

訂正文 75

> On admission, she was alert without personality changes.（61.5%）

122 | Ⅲ comfortable English 100本ノック―添削例の総合的解析

問題文⑦⑥

The patient began to show a forgetfulness after his retirement. He has been showing a gradually progression in his mental deterioration since 1984.

解説⑦⑥

forgetfulness は不可算名詞なので a は付けられない．gradually は形容詞にしないといけない．show という単語が2度出てきている．日本語的複雑怪奇な文章をスッキリした comfortable English にしよう．

訂正文⑦⑥

The patient became forgetful after his retirement, and his mental state has gradually deteriorated since 1984.（69.6%）

問題文⑦⑦

The inattention to his circumstances was considered as one of the symptoms of the non-dominant hemisphere.

解説⑦⑦

単に the inattention としたのでは，他の人が彼の状況に無頓着であるという意味にも解釈されるので，はっきりと his inattention というべきである．"one of the" は a で十分である．

訂正文⑦⑦

His inattention to his circumstances was considered a symptom of the non-dominant hemisphere.（82.4%）

123

問題文 ⑱

The CT scan showed a widening of the cortical sulci mainly in the frontal lobes with an enlargement of the lateral ventricles.

解 説 ⑱

日本語では「〜の拡大がみられた」と言うが，これを直訳してはいけない．「拡大した〜がみられた」と言わないと comfortable English にならない．また脳室の拡大は enlarge ではなく dilate を使う．

訂正文 ⑱

The computed tomographic（CT）scan showed wide cortical sulci mainly in the frontal lobes with dilated lateral ventricles.（81.8%）

問題文 ⑲

After the neurovascular decompression of the facial nerve in patients with hemifacial spasm, some show immediate complete disappearance of their symptoms, and others develop facial spasm in 2-3 days after the surgery.

解 説 ⑲

一側の顔面がピクピクとけいれんする hemifacial spasm（顔面けいれん）は以前は原因不明といわれていたが，現在では顔面神経が脳幹（橋）から出たところ（顔面神経根）が血管によって圧迫された神経血管圧迫症候群（neurovascular compression syndrome）であることがわかっており，圧迫している血管を移動させて圧迫を除去する神経血管減圧術（neurovascular decompression）によって完治させることができるようになった．このような手術をした後，ただちに完全に治癒する人もいる反面，2〜3日して再発する人もいることを言っている論文である．

in patients with は単に for で通じる．neurovascular decompression の前の

124 | Ⅲ comfortable English 100本ノック―添削例の総合的解析

定冠詞は不要である．「～の後，～した」ということは「～は～の結果になった」と言ってもいいわけで，comfortable English では短文のほうを使う．

訂正文⑦⑨

Neurovascular decompression of the facial nerve for hemifacial spasm results in its complete disappearance which is, however, followed by recurrence in 2-3 days in some cases. (81.3%)

問題文⑧⓪

From the findings at reoperation for the patients who did not show any improvement of hemifacial spasm after the neurovascular decompression, we believe that operative procedure of prosthesis alone has some unreliability in some cases, and we must be very careful when we do neurovascular decompression with this procedure alone.

解 説⑧⓪

◉くどい日本語的直訳文にしない

これは問題文 79 のだいぶ後に続く文章であるが，誠にくどくどしい日本語的な直訳英文である．「神経血管減圧術後の再発例に対する再手術の所見から」述べた文であるが，これまでの文章から何のための再手術かは明白なので，単に "from the findings at reoperation" だけで十分で，"for the patients …decompression" はまったく不要な語句である．圧迫していた血管を神経から単に移動してもすぐに元の位置に戻るので，prosthesis（充填物）を挿入するが，それだけでは prosthesis がはずれることが再手術でわかり，血管を硬膜に接着させる必要がある場合もあることがわかってきた．このことを論じている文章である．

"operative procedure of prosthesis alone" は "the operative procedure with prosthesis alone" としないと文法的に誤りである．"has some unreliability" は単に "is unreliable" とすべきである．最後の "and we must be careful …" はまったくくどい不要の語句である．このように訂正するとわずか 38％の短文になってしまった．

訂正文 ⑳

From the findings at reoperation, we believe that the operative procedure with prosthesis alone is unreliable in some cases. (38.0%)

問題文 ㉛

It is quite difficult to define a criteria about timing of reoperation for hemifacial spasm.

解説 ㉛

criteria は複数で単数は criterion であるので a criteria は誤りである．この場合は再発した顔面けいれんに対する再手術であるので "the recurred hemifacial spasm" とはっきり言うべきだろう．"define a criterion about timing" はいかにも日本語的英語である．

訂正文 ㉛

It is quite difficult to decide when to reoperate for the recurred hemifacial spasm. (93.3%)

問題文 ㉜

Extent of spreading current is depending on intensity and it was about 1 mm from the electrode with intensity of 0.5-0.6 mA.

解説 ㉜

extent には定冠詞が必要である．spreading current ではなく current spread（電流の拡散）である．"is depending on" は "depends on" で十分である．動名詞をうまく使おう．intensity は抽象名詞ではないので冠詞が必要であるが，"with an intensity of 0.5-0.6 mA" は単に "with 0.5-0.6 mA" で十分である．

126 | Ⅲ　comfortable English 100本ノック—添削例の総合的解析

訂正文 ⑧

The extent of current spread depends on the current intensity, being about 1 mm from the electrode with 0.5–0.6 mA. (90.9%)

問題文 ⑧

Insulation of the electrode prevented spreading of current through CSF and gave reliable amount of current to the tissue.

解説 ⑧

prevent の使い方は日本人にはなかなか難しいようである．量を意味する amount は可算名詞なので a を付ける．

訂正文 ⑧

Insulation of the electrode prevented the current from spreading through the cerebospinal fluid, giving a reliable amount of current to the tissue. (115.8%)

問題文 ⑧

Facial muscle evoked responses obtained by stimulation of the facial nerve in the internal auditory meatus and over the pons were analyzed.

解説 ⑧

"responses obtained by stimulation" は "responses to stimulation" で十分である．その他，語の順序を入れ換えてできるだけ短い文にする．

訂正文 ㊼

Facial muscle evoked responses to facial nerve stimulation in the internal auditory meatus and over the pons were analyzed. （86.4%）

問題文 ㊽

The responses obtained by stimulation in the internal auditory meatus showed no attenuation of amplitude though the operation.

解 説 ㊽

"attenuation of amplitude" ではなく，"attenuation in amplitude" である．increase や decrease を使ったときも of ではなく in を使う．attenuate という動詞があるので，名詞にして他の動詞を持ってくることはない．though は throughout の間違い．

訂正文 ㊽

The responses to stimulation in the internal auditory meatus did not attenuate in amplitude throughout the operation. （94.4%）

問題文 ㊾

Those（responses）obtained by stimulation over the pons gradually decreased their amplitudes as dissection of the tumor from the nerve proceeded, especially in large tumors.

解 説 ㊾

of を省き，その他の修正を加える．

128 | Ⅲ comfortable English 100本ノック―添削例の総合的解析

訂正文㊸

Those（responses）to stimulation over the pons gradually decreased in amplitude as the tumor dissection from the nerve proceeded, especially in large tumors. (92.0%)

問題文㊼

Anatomical continuity of the nerve was obtained in 100% of small tumors, 91.7% of medium tumors and 88.2% of large tumors.

解説㊼

tumors の繰り返しを省く．この場合は，obtained よりは preserved のほうがよい．

訂正文㊼

Anatomical continuity of the nerve was preserved in 100% of small, 91.7% of medium, and 88.2% of large tumors. (90.5%)

問題文㊽

Since the advent of microscope and microsurgical techniques, the results of preservation of the facial nerve in acoustic neurinomas have improved greatly.

解説㊽

手術用顕微鏡が開発されたからこそ顕微鏡手術手技が開発されたのだから，ここでわざわざ顕微鏡という語を入れる必要はまったくない．results は rate とすべきで，かつ of を1つ省く工夫をする．

訂正文 88

Since the advent of microsurgical techniques, the rate of the facial nerve preservation in acoustic neurinomas has improved greatly. (86.4%)

問題文 89

Because of such heterotopic growth of ganglion cells, the diagnosis of cerebellar ganglioglioma was obtained.

解説 89

日本語的な複雑構文を，発想を変えて簡単な能動態とし，be 動詞もなくす．

訂正文 89

Such heterotopic growth of ganglion cells led to the diagnosis of cerebellar ganglioglioma. (86.7%)

問題文 90

Ganglioglioma in the cerebellum is very rare.

解説 90

日本語的な過分数的主語を分割する．

訂正文 90

Ganglioglioma is very rare in the cerebellum. (100.0%)

問題文 (91)

In order to obtain the correct diagnosis of cerebellar ganglioglioma, elaborate histological examinations are necessary.

解説 (91)

日本語的複雑構文を英語的短文に変換する.

訂正文 (91)

Accurate diagnosis of cerebellar ganglioglioma requires elaborate histological examination. (60.0%)

問題文 (92)

At surgery, grayish and elastic tumor was observed in right cerebellar hemisphere and vermis, and less vascular. It was accompanied with multiple cysts, and those cysts did not communicate each other.

解説 (92)

ここでは具体的症例の tumor を指しているので不定冠詞がいる. observed は found に変える. “less vascular” とわざわざ離した理由がまったく理解できないので, 形容詞の中に入れる. 身体の一部を示す語には常に定冠詞がいるので the cerebellar hemisphere とする. 日本人はよく間違えるが, “associated with” とは言うが, accompany のときは with ではなく by を使って “accompanied by” と言うことを是非とも覚えていただきたい. それより contain を使って能動態にし, 関係代名詞も使いスッキリした comfortable English にしよう.

訂正文 92

At surgery, a grayish, elastic, and less vascular tumor was found in the right cerebellar hemisphere and vermis. It contained multiple cysts, which did not communicate each other. (90.3%)

問題文 93

Among astrocytic tumor cells, scattered ganglion cells with hyperchromatic nuclei are also observed.

解説 93

特に強調するとき以外，副詞句は文頭には出さない．"scattered ... are observed" はいかにも日本語的で不愉快である．

訂正文 93

Ganglion cells with hyperchromatic nuclei are also scattered among astrocytic tumor cells. (92.3%)

問題文 94

In astrocytomas, it is not uncommon histological findings that glial cells form cluster and such a cluster shows "gangliocytoid" appearance.

解説 94

ちょっと難しいかもしれないが，訂正文のような comfortable English が自然に出てくれば卒業である．

訂正文 (94)

In astrocytomas, glial cells not uncommonly form clusters, showing the "gangliocytoid" appearance. (60.0%)

問題文 (95)

As ganglion cells are observed frequently around invasive gliomas, or even trapped in gliomas, it is absolutely necessary to identify such ganglion cells in the tumors as neoplastic.

解説 (95)

これもちょっと難しいかもしれないが，94 同様訂正文のような comfortable English が自然に出てくるようになれば免許皆伝といってもよい．

訂正文 (95)

Ganglion cells frequently observed around or even trapped among glioma cells must be identified as neoplastic. (57.1%)

問題文 (96)

As some authors pointed out, the shape of neoplastic ganglion cells is bizarre, and they have hyperchromatic clear nuclei and are not uncommonly binucleated.

解説 (96)

● the shorter, the better

"as some authors pointed out" は，引用文献番号を付記すればまったく不要な語句である．"the shorter, the better" をモットーとする医学論文では不要な語句は一切省くクセをつけよう．and を 2 回も出すのは文法的に間違いである．訂正文を味わっていただきたい．

訂正文 ⑯

Neoplastic ganglion cells are bizarre in shape with hyperchromatic clear and not uncommonly binucleated nuclei. (62.5%)

問題文 ⑰

Practically, to find out binucleated ganglion cells is not always accessible, and in the present case, binucleated ganglion cells were not detected in the specimen.

解 説 ⑰

重複を避けスッキリした短い comfortable English にする.

訂正文 ⑰

It is not always practical as in our case to identify binucleated ganglion cells in the specimen. (68.0%)

問題文 ⑱

In the management of cerebellar ganglioglioma, radiation therapy is not recommended because of entirely benign and radioresistant property of the tumor.

解 説 ⑱

文頭の副詞句を本文中に入れ, of the tumor を its に変え, property を nature に変える.

訂正文 ⑱

Radiation therapy is not recommended for cerebellar ganglioglioma because of its entirely benign and radioresistant nature. (76.2%)

134 | Ⅲ comfortable English 100本ノック―添削例の総合的解析

問題文 ⑨

It has been postulated that no obvious change in the propensity for growth of the tumor is observed whether with or without radiation therapy.

解 説 ⑨

whether は文法的に不要で，もっとスッキリした comfortable English に変える．

訂正文 ⑨

It has been postulated that radiation therapy does not affect the propensity for growth of the tumor. (70.8%)

問題文 ⑩

Among cases of pediatric cerebellar tumors, elaborate histological examination including immunohistological study is necessary to obtain a correct diagnosis, and it is important to find heterotopic neoplastic ganglion cells even when it has been considered as cerebellar astrocytoma.

解 説 ⑩

"among cases of" は不要句．"to obtain a correct diagnosis" は "to accurately diagnose" で十分である．

訂正文と十分比較して，comfortable English にするコツを学んでいただきたい．

訂正文 ⑩

Elaborate histological examination including immunohistological staining is necessary to accurately diagnose pediatric cerebellar tumors, and it is important to look for heterotopic neoplastic ganglion cells before diagnosing cerebellar astrocytoma. (76.3%)

IV

さらに，
comfortable English
100本ノック
―原文と訂正文の対比

　これまでの解説で comfortable English を作文する
コツはだいたい理解いただけたと思う．以下，添削文
100例を解説なしに原文を左頁に，訂正文を右頁に対
比する．よく比較して参考にされたい．
　訂正文中末尾にある％は本文と同様，短縮率を示し
ている．

136 │ Ⅳ　さらに，comfortable English 100本ノック―原文と訂正文の対比

原文

1) During the last three decades 215 patients have been operated on in the neurosurgical department of the Leiden University Hospital because of intracerebral hematomas.

2) The etiology has been studied hematologically and roentgenologically before and after the intervention, and also by neuropathological examination of biopsies taken from the wall of hematomas during surgery.

3) After careful analysis 104 cases are left in which no specific pathological background could be established at the time of the treatment or thereafter.

4) Such a group of so called "spontaneous hematomas" is represented in the case material of any neurological-neurosurgical center in the world, but it seems to be rather large in our case material in comparison with the findings of Jellinger of about 15%.

5) Its heredity was well known to the members of the respective families. They were very much aware of it and when accompanying such a patient into the hospital they usually asked whether they themselves might also become a victim of this disease in the future.

6) Verjaal had the same experience with some comparable cases from Scheveningen, another fisherman's village at the border of the North Sea, near to the Hague.

訂正文

1) During the last three decades 215 patients have undergone neurosurgery for intracerebral hematomas at Leiden University Hospital. (70.8%)

2) Hematological and radiological studies were performed pre- and postoperatively, and the surgical biopsy specimen from the hematoma wall was neuropathologically examined. (75.0%)

3) Careful analysis yielded 104 cases in which no specific pathology was identified. (50.0%)

4) Although "spontaneous hematoma" has been encountered in neurological-neurosurgical centers throughout the world, the incidence is rather high in our institution in comparison with the 15% reported by Jellinger. (68.3%)

5) Its hereditary nature is well known to the members of the affected families, many of whom fear that they, too, will fall victim. (51.1%)

6) Verjaal described a similar situation in Scheveningen, another fishing village on the North Sea, near The Hague. (68.0%)

138 | IV さらに，comfortable English 100本ノック―原文と訂正文の対比

原文

7) In our case material, the hereditary intracerebral bleeding occurs mostly in the age period of 45 to 65 years, preponderantly during the first half of the 6th decade of life.

8) In only two patients the vascular accident appeared at a younger age for the first time and in three others the hemorrhage occurred after the age of 65 years.

9) The hemorrhage manifests itself rather suddenly like any other cerebrovascular accident. Usually preceded by progressive headache, vertigo and nausea, a hemisyndrome appears going along with loss of consciousness and ending in a coma.

10) In this paper, the authors present those cases which presented surgical complications which were observed as a result of investigating their postoperative condition.

11) Eight patients had an onset in which cerebral symptoms were preceded by primary symptoms. The period between onset of the primary lesion and its cerebellar metastasis varied individually, ranging from 7 months at the shortest for cancer of the urinary bladder as primary lesion to 8 years at the longest for breast cancer as primary lesion. The eight patients in whom cerebral symptoms were preceded by primary lesions had developed cerebellar metastasis long after onset of the primary lesion.

訂正文

7) Among our patients, the hereditary intracerebral bleeding has occurred primarily in individuals between 45 and 65 years of age, and the majority were 50 to 55 years old. (93.3%)

8) Cerebrovascular accidents occurred in only two patients under age 45 and in only three who were over 65 years old. (69.0%)

9) As with other cerebrovascular accidents, the onset is usually sudden and is preceded by progressively worsening headache, vertigo, and nausea. Hemiparesis appears along with loss of consciousness eventuating in coma. (90.9%)

10) Surgical complications observed as a result of postoperative investigation are presented. (47.8%)

11) The neurological symptoms were preceded by symptoms of primary cancer in eight cases. The interval ranged from 7 months to 8 years. These cases had developed cerebellar metastasis a relatively long time after clinical manifestation of the primary lesion. (49.4%)

原文

12) Excellent results were obtained in 6 patients in whom self-care became possible within one month after surgery, and in particular 5 of 7 cases with lung cancer as primary lesion showed good improvement.

13) Most patients were relieved early from the preoperatively existing, severe neurological symptoms and the initial goal of surgery was achieved at a high rate.

14) Cerebellar metastasis was treated solely by surgical procedures in 4 of the 7 patients, and these 4 patients also underwent ventriculoperitoneal shunt.

15) In the remaining 3 patients, radiotherapy or chemotherapy was used together with surgical procedures. One case underwent both radiotherapy and chemotherapy. However, these 3 patients with combined therapy did not receive any shunt operation.

16) The primary lesion of the lung had been treated in 3 only of the 7 patients with primary lung cancer on admission to the Department of Neurosurgery.

17) This fact suggests that the aim of the procedures performed urgently when a patient with cerebellar metastasis of lung cancer is examined at the Department of Neurosurgery is to improve neurological signs and symptoms and that, in the present situation, there are no means but for to primarily treat cerebellar metastasis even if treatment and examination of the primary lesion are slightly insufficient.

訂正文

12) Excellent results were obtained in six cases for whom self-care was possible within 1 month of surgery, and in particular five of the seven cases with primary lung cancer showed good improvement. (97.0%)

13) Most patients were rapidly relieved from the preoperative, severe neurological symptoms and the initial aim of surgery was achieved at a high rate. (95.8%)

14) Cerebellar metastasis was treated solely by tumor removal and ventriculoperitoneal shunt, in four of the seven cases. (77.3%)

15) In the remaining three cases, irradiation, chemotherapy, or both were combined with surgical removal but not with shunt. (52.9%)

16) The primary lung lesion had been treated in only three cases on admission to our neurosurgical department. (63.0%)

17) This suggests that the immediate aim of management of a patient with cerebellar metastasis of lung cancer should be to improve the neurological signs and symptoms and, at present, primary treatment of cerebellar metastasis is the first choice even if the treatment and examination of the primary lesion are inadequate. (79.4%)

142 | Ⅳ　さらに，comfortable English 100本ノック―原文と訂正文の対比

原文

18) In these patients the primary lesion had already been treated prior to surgery for cerebellar metastasis, and metastases to the bone or organs other than the brain were observed in 4 of them. For these responses, the general condition was not stable, and it became unsatisfactory during treatment in spite of postoperative irradiation and chemotherapy for cerebellar metastasis. As a result, therapy was withdrawn.

19) Observation of the postoperative course revealed recurrence in the cerebellum within 4 months after surgery in 3 of the 5 patients and eventually 4 of the 5 patients died of progressive cancer involving the brain.

20) Recurrence of cerebellar metastasis was confirmed by CT 2 months after operation.

21) The case was a 58-year-old man with squamous cell carcinoma of the lung as primary lesion. The first manifestation was occipital pain in July, 1985, and one month later the patient was admitted to the Department of Neurosurgery. In August, suboccipital craniotomy was performed to excise totally and macroscopically a well-demarcated tumor of the cerebellar hemisphere. Further, ventriculoperitoneal shunt was also performed. Postoperatively, the neurological symptoms markedly improved and the lesion was revealed to have originated in the lung. In October, the patient was transferred to a surgical clinic for treatment of the primary lesion, and underwent excision of the primary lesion with chemotherapy.

訂正文

18) The primary lesion had already been treated prior to surgery for cerebellar metastasis, but metastases to the bone or other organs were observed in four. Therefore, the general condition was not stable and deteriorated during postoperative irradiation and chemotherapy which had to be discontinued. (68.8%)

19) Postoperative observation revealed recurrence in the cerebellum within 4 months of surgery in three of the five cases, and eventually four cases died of progressive cancer involving the brain. (82.9%)

20) The recurrence of cerebellar metastasis was confirmed on CT scans 2 months after the operation. (125.0%)

21) A 58-year-old man was admitted to our department in July, 1985, with occipital pain persisting for 1 month. A postcontrast CT scan revealed a solitary lesion with ring enhancement in the cerebellum. In August, a well-demarcated tumor in the cerebellar hemisphere was totally removed through suboccipital craniotomy, followed by a VP shunt. Postoperatively, the neurological symptoms markedly improved. Histological examination of the tumor revealed squamous cell carcinoma. We supposed that the tumor was a cerebellar metastasis from the primary lung cancer. A biopsy of the pulmonary lesion resulted in a histological diagnosis of squamous cell carcinoma. (92.3%) (追加情報を元に訂正加筆)

144 | Ⅳ　さらに，comfortable English 100本ノック—原文と訂正文の対比

原文

22) In the present study in which we dealt with cerebellar metastasis as a clinical entity, we found some issues that would affect therapeutic results of cerebellar metastasis, as summarized in the following four patients: (1) difficulty in the imaging diagnosis, (2) the high frequency of neurological emergency during the course, (3) early improvement in neurological symptoms by the surgical therapy involving excision and shunt operation, and (4) the presence of problems with surgical excision.

23) Not a few cases of cerebellar metastasis, which mainly comprise of cases of lung cancer as primary lesion, are with initially cerebral manifestations, i. e., the initial symptoms are cerebral symptoms and are followed by symptoms of the primary lesion.

24) In such cases, findings on images such as CT scan are most important, but they do not necessarily show any pattern specific to metastatic brain tumor on CT diagnosis, except for such cancer cases with characteristic findings, as choriocarcinoma and melanoma.

25) Further, conditions other than tumor such as cerebral infarction in the region of the posterior cranial fossa, cerebral abscess and cerebellitis should be taken into consideration when examining CT images as these may present with a mass effect.

26) It is not necessarily easy to make a diagnosis of cerebellar metastasis even by CT.

訂正文

22) The present study investigated cerebellar metastasis as a clinical entity. The issues identified which affect the therapeutic results of cerebellar metastasis are: (1) difficulties in the imaging diagnosis, (2) the high frequency of neurological emergencies during the course, (3) early improvement in the neurological symptoms by surgical therapy including removal and shunt operations, and (4) the problems associated with surgical removal. (82.4%)

23) In some cases of cerebellar metastasis, mainly from primary lung cancer, neurological symptoms occurred before symptoms due to the primary lesion. (53.8%)

24) Neuroradiological examination, such as CT scanning, is important in the diagnosis of such cases. However, no specific CT patterns exist for metastatic brain tumors except for choriocarcinomas and melanomas. (70.7%)

25) Further, cerebellar and/or brainstem infarction, cerebellar abscess, and cerebellitis should be considered during CT scanning. (39.5%)

26) The diagnosis of cerebellar metastasis is not necessarily easy even by CT scanning. (86.7%)

146 Ⅳ　さらに，comfortable English 100本ノック－原文と訂正文の対比

原文

27) Even magnetic resonance imaging is believed to be inferior to enhanced CT from the aspect of ability to diagnose metastatic brain tumor.

28) Definite diagnosis should be reached with haste, while considering that what is first observed in adult patients most frequently among tumors of the posterior cranial fossa is cerebellar metastasis, even if no diagnosis of a primary lesion has been made, in patients within the age range of high risk for cancer, i. e., mainly those in their 50s in whom both cerebellar symptoms and manifestations of increased intracranial pressure show progression and exacerbation and who show a distinct circular shadow on CT as a result of enhancement by administration of contrast medium.

29) As shown by the reports that have been published up to date, the number of cases metastatic brain tumor, which necessitate emergency medical service, is not large.

30) Spinal metastasis is a metastatic disease of the central nervous system of which improvement is difficult if treatment is delayed.

31) Patients with metastatic brain tumor show improvement in neurological symptoms after operation earlier than they do after radiotherapy or chemotherapy.

訂正文

27) Magnetic resonance imaging is still inferior to postcontrast CT scanning in the diagnosis of metastatic brain tumor. （77.3%）（plain CT とか enhanced CT という英語は存在しません！　plain CT は precontrast CT scanning）

---

28) A definite diagnosis should be reached rapidly in adult patients in the 50s with a high risk of cancer, because the most frequently observed tumors of the posterior cranial fossa are cerebellar metastases even if the primary lesion has not been diagnosed. In these patients both cerebellar and increased intracranial pressure manifestations progress and exacerbate, and a distinct ring-like enhancement appears on postcontrast CT scans. （70.7%）（左は典型的な日本語的だらだら文）

---

29) Metastatic brain tumors requiring emergency medical treatment are rare. （33.3%）（不要な語句を省くとこんなにスッキリした短文になります！）

---

30) Improvement in cases of spinal metastasis is difficult to achieve if treatment is delayed. （70.0%）

---

31) For metastatic brain tumors, surgery improves neurological symptoms much sooner than irradiation or chemotherapy. （70.0%）

148 ｜ Ⅳ　さらに，comfortable English 100本ノック―原文と訂正文の対比

原文

32) Takeda who performed autopsy in 24 cases of metastatic brain tumor in investigation of active countermeasures for treatment, detected leptomeningeal carcinomatosis in 7 cases, and reported that the recurrence of intracranial metastasis caused leptomeningeal carcinomatosis.

33) Since the goal of surgical treatment for cerebellar metastasis is to suppress postoperative symptoms to at least the level of neurological symptoms alone and to prolong the patient's life, excision should not be forced and a VP shunt device should be inserted instead. In other words, intracerebrospinal induction procedure is excellent as a transient treatment for the cases associated with non-communicating hydrocephalus due to cerebral metastasis.

34) In cases where a shunt device is obligatory, it seems to be necessary to make innovations and improvements in the mechanism of the shunt tube, e. g., to use a tube with a filter.

35) The fact that the incidence of recurrence after excision was high in this study may be the main point of reconsideration of surgical treatment, when taking it into account that both leptomeningeal carcinomatosis after excision and remote metastasis derived from the shunt tube were related to recurrence after excision of lesions metastasized to the cerebellum.

訂正文

32) Takeda autopsied 24 cases of metastatic brain tumor, detecting leptomeningeal carcinomatosis in seven cases. (40.0%)（後半の文は無意味）

33) Since the aim of surgery for cerebellar metastasis is to prolong the patient's life with minimal neurological symptoms, VP shunt is an excellent temporary treatment when associated with noncommunicating hydrocephalus. (45.5%)（ずいぶんと短くなったでしょう!）

34) When a shunt is obligatory, a tube with a filter is advisable. (36.4%)（本当に気持ちよい comfortable English でしょう）

35) The high incidence of recurrence after tumor removal together with leptomeningeal carcinomatosis and remote metastasis via the shunt tube in this study urge reconsideration of surgery for cerebellar metastasis. (52.7%)

150 | Ⅳ　さらに，comfortable English 100本ノック—原文と訂正文の対比

原文

36) Some cases of cerebellar metastasis occasionally develop in the region from the cerebellar parenchyma to the brainstem and the cerebellar tentorium, but it should be kept in mind prior to operation that in some cases untreatable metastatic recurrence may occur within a short period, even if tumor of the cerebellar parenchyma only is excised leaving metastatic lesions at these other sites.

37) Among three patients in whom venous angioma was cauterized or excised partially, venous angioma disappeared in one but was unchanged in other two on follow-up angiography.

38) In another patient in whom venous angioma was treated by radiation following evacuation of hematoma, its gradual reduction was observed on angiography.

39) This series consisted of 10 patients, 8 males and 2 females, with venous angioma, ranging in age from 30 to 50 years（average 47.8 years）. All patients were diagnosed by cerebral angiography between January 1982 and December 1988.

40) Venous angioma was manifested by intracerebral hemorrhage in seven patients.

41) The location of venous angioma was as follows：5 in the frontal lobe, one in the temporal lobe, 2 in the parietal lobe, one in the midbrain and one in the cerebellar hemisphere.

訂正文

36) Since metastasis occasionally extends from the cerebellar parenchyma to the brainstem and the tentorium, it should be kept in mind that untreatable recurrence will shortly follow removal of the cerebellar metastasis alone. (52.5%)

37) Among three venous angiomas cauterized or partially excised, one disappeared but two were unchanged on follow-up angiography. (65.4%)

38) Another venous angioma, treated by irradiation following evacuation of the hematoma, gradually reduced in size on angiography. (77.3%)

39) This series consisted of 10 patients with venous angioma diagnosed by cerebral angiography between January, 1982 and December, 1988. Eight patients were male and two were female, ranging in age from 30 to 50 years (average, 47.8 years). (100.0%)
（コンマの位置に注意！）

40) Seven venous angiomas were manifested by intracerebral hemorrhage. (80.0%)

41) The location of venous angioma was the frontal lobe in five, the temporal lobe in one, the parietal lobe in two, the midbrain in one, and the cerebellar hemisphere in one. (93.9%)

152 | IV　さらに，comfortable English 100本ノック―原文と訂正文の対比

原文

42) The patient, a 52-year-old female, was admitted to our hospital with complaints of headache and acromegaly. Physical examination revealed mild acromegaly and bitemporal hemianopsia. On endocrinological study, high serum level of growth hormone was shown.

43) This case will be reported in this paper, presenting immunohistochemical findings from the excised tumor and reference to the literature.

44) Neighboring or mixed with the pituitary adenoma lesion, clusters of dysmorphic neurons with atypical or sometimes multiple nuclei and distinct Nissl bodies were present.

45) After surgery, she did not regain consciousness and painful stimulation was required to move her extremities slightly.

46) From these results, disseminated intravascular coagulation was diagnosed to be responsible for the occurrence of intracerebral and ventricular hemorrhages.

47) The patient started to complain of headache which progressed slowly and was later associated with nausea.

48) He suddenly complained of headache, but the headache decreased gradually. Two hours later, he became comatose and emergency surgery was performed. The chronic subdural hematomas were removed via burr-holes opened at each frontal region under the local anesthesia.

訂正文

42) A 52-year-old woman was admitted to our hospital with headache, mild acromegaly, and bitemporal hemianopsia, and endocrinological study showed a high serum level of growth hormone. （74.3%）（これは抄録なので極端に簡潔明瞭に訂正した）

43) This case is reported with immunohistochemical findings from the excised tumor and a literature review. （75.0%）（現に報告している文では現在形）

44) Clusters of dysmorphic neurons with atypical or sometimes multiple nuclei and distinct Nissl bodies were present adjacent to or mixed with the pituitary adenoma lesion. （104.2%）（日本語では副詞節を先に出すが，英語では特に強調する場合以外は，主文を先に出す．よく注意してほしい！）

45) Postoperatively, she remained unconscious and slightly moved her extremities on painful stimulation. （70.6%）

46) These results indicated disseminated intravascular coagulation responsible for the intracerebral and ventricular hemorrhages. （68.4%）

47) The patient complained of slowly progressive headache later associated with nausea. （68.8%）

48) He suddenly complained of headache which decreased gradually. Two hours later he became comatose and emergency drainage of the subdural hematomas were performed via bilateral frontal burr holes under local anesthesia. （81.6%）

154 | Ⅳ　さらに，comfortable English 100 本ノック―原文と訂正文の対比

原文

49) A burr hole was opened at the right frontal region under local anesthesia and about 95 ml of hematoma was removed.

50) The intraoperative study revealed that the platelet count was $3.6\times10^{4}/mm^{3}$.

51) A 78-year-old female was admitted complaining of facial pain and progressive deterioration of left visual acuity. Neurological examination on admission revealed blindness and total ophthalmoplegia of left eye and facial pain.

52) Computed tomography demonstrated heterogenously enhancing mass in the sphenoid sinus extending to left cavernous sinus and left orbit.

53) Biopsy of left orbital and sphenoid sinus mass was undertaken. The pathological diagnosis was Aspergillus granuloma.

54) In February 1988, a 78-year-old previously healthy woman developed left facial pain and was administered an analgesic agent by a physician nearby.

55) Neurological examination revealed visual loss of the left eye, ptosis of the left eyelid, and almost complete left ophthalmoplegia.

訂正文

49) About 95 ml of hematoma was drained from a right frontal burr hole under local anesthesia. (76.2%)

50) The intraoperative platelet count was $3.6×10^4/mm^3$. (60.0%)

51) A 78-year-old woman complained of facial pain, progressive deterioration in left visual acuity, and left total ophthalmoplegia. (54.8%)(これは抄録の一部なので極端に短文にした)

52) Computed tomography demonstrated a heterogenously enhancing mass extending from the sphenoid sinus to the left cavernous sinus and the left orbit. (116.7%)(文法的欠落を補えば原文より長くなるのは当然)

53) Biopsy of the left orbital and sphenoid sinus mass resulted in the diagnosis of aspergillus granuloma. (100.0%)

54) A 78-year-old woman had been healthy until February, 1988, when she complained of left facial pain and was administered an analgesic agent by a local physician. (118.1%)(日本語の医学用語で愛用される「生来健康」「近医」の英語を是非覚えてほしい. 近医は LMD〔local medical doctor〕とも略記される.)

55) Neurological examination revealed visual loss, ptosis, and almost complete ophthalmoplegia, all on the left side. (78.9%)

156 | Ⅳ　さらに，comfortable English 100本ノック―原文と訂正文の対比

原文

56) Magnetic resonance imaging showed iso-intensity lesion on T_1-weighted images that was heterogenously enhanced on administration of Gd-DTPA, and encasement of the left internal carotid artery by the mass.

57) After admission, visual acuity on the right diminished gradually and light reflex finally disappeared, but following administration of steroids, vision on admission was restored the next day.

58) Postoperative angiograms confirmed total removal of the splenium AVM, although a small residual nidus supplied by the posterior thalamoperforating arteries was revealed.

59) Premedication with atropine sulfate, diazepam, pentazocine, etc. was performed as needed before intra-arterial infusion. Selective intra-arterial infusion via the internal carotid artery was then performed.

60) In the literature multicentric gliomas have been reported in various ranges of incidence from 2.3 to 9.1% by several authors.

61) It is concluded that MRI is more valuable than CT to detect routes of communication between two lesions or more when a neuroradiological opinion is requested before the histopathological examination.

訂正文

56) T_1-weighted magnetic resonance images showed an iso-intense lesion that was heterogenously enhanced with Gd-DTPA and surrounded the left internal carotid artery. （75.0%）

57) After admission, her right visual acuity gradually diminished and the light reflex finally disappeared, but administration of steroids restored the vision to the level on admission by the next day. （111.1%）

58) Postoperative angiograms revealed a small residual nidus supplied by the posterior thalamoperforating arteries. （59.1%）（nidus が残っていながら total removal とは矛盾する）

59) Following premedication with atropine sulfate, diazepam, pentazocine, etc., selective intra-arterial infusion was performed via the internal carotid artery. （70.4%）（典型的な日本語的重複文）

60) Multicentric gliomas have been reported at various incidences from 2.3 to 9.1%. （60.0%）

61) MR imaging is more valuable than CT scanning to detect communication between two or more lesions. （53.3%）（when 以下は趣旨不明で不要な語句）

IV　さらに，comfortable English 100本ノック─原文と訂正文の対比

原文

62) Multiple gliomas account for 10% of all gliomas and clinicopathological findings are necessary to diagnose them.

63) The occurrence of multicentric glioma including multiple gliomas is rare, and the reported rate being 2.3–9.1% by several authors.

64) Neurologically, her consciousness was disoriented with papilledema in her right eye. And paresis in her right lower extremity in addition to left hemiparesis were observed.

65) Non-invasive and simplified methods with inhalation of Stable Xenon and CT scan are described for estimating local cerebral blood flow and local partition coefficient.

66) Stable xenon (Xe^s) is an inert and diffusible gas, and three dimensional local cerebral blood flow measurement using Xe^s and X-ray CT is widely used clinically because it has excellent spatial resolution and makes it possible to determine the local partition coefficients.

67) After deciding on two optional slices as the region of interest in the head, room air without denitrogenation was inhaled followed by inhalation of a mixture of 30% stable xenon and 70% O_2 for 240 seconds.

訂正文

62) Clinicopathological findings are necessary to diagnose multiple gliomas which account for 10% of all gliomas. (93.8%)（強調したいことを文頭に出し，かつ語の重複を避ける）

63) The incidence of multicentric glioma including multiple gliomas ranges from 2.3 to 9.1%. (68.4%)〔incidence（発生頻度）という言葉の存在に留意〕

64) Neurological examination revealed disorientation, right papilledema, left hemiparesis, and paresis of the right lower extremity. (60.0%)（disorient するのは意識ではなく人間．混濁するのは意識で人間ではない．不要語句の多い典型的な日本語的英語の例である）

65) Non-invasive and simplified methods for estimating local cerebral blood flow and local partition coefficient using inhalation of stable xenon and CT scanning are described. (100.0%)（method に意味的に近いほうの語句を直後に置く）

66) Three dimensional local cerebral blood flow measurement using stable xenon, an inert and diffusible gas, and CT scanning is widely used clinically because of its excellent spatial resolution and potential for determining local partition coefficients. (83.3%)

67) Two optional slices were selected as the regions of interest in the head. The subjects inhaled room air without denitrogenation followed by a mixture of 30% stable xenon and 70% oxygen for 240 seconds. (94.4%)

160 | Ⅳ　さらに，comfortable English 100本ノック―原文と訂正文の対比

原文

68) Compared with conventional angiography, the diagnostic accuracy of digital sub-traction angiography（DSA）was 71.9% in a study of 64 aneurysms. As a result, we used DSA as a diagnostic tool for unruptured aneurysms.

69) In order to determine which symptoms should be considered in deciding whether to perform digital subtraction angiography, we investigated warning signs or physical symptoms prior to the rupture of the aneurysm.

70) Fifty-three patients reported complete relief of the pain. In 7 patients, the pain was temporarily relieved but later recurred. Five patients reported that their pain was un-changed.

71) A patient is reported who experienced, in rapid sequence, subarachnoid hemorrhage, intracerebral hemorrhage and cerebral infarction associated with systemic lupus ery-thematosus.

72) We present pathological findings and clinical aspects of this entity, and discuss the clinical management and pathogenesis of aneurysms seen in systemic lupus erythe-matosus patients.

73) At autopsy, both embolus and thrombus was not detected. We suppose the emboli from common carotid artery may be a main pathogenesis, which was not examined because of no permission of her neck dissection.

訂正文

68) Since the diagnostic accuracy of digital subtraction angiography (DSA) was 71.9% in a study of 64 aneurysms, we used DSA to diagnose unruptured aneurysms. (72.7%)

69) In order to identify symptoms indicating digital subtraction angiography, we investigated warning signs and symptoms prior to rupture of the aneurysm. (67.7%)

70) The pain was completely relieved in 53 patients, temporarily relieved but later recurred in seven, and unchanged in five. (70.4%)

71) A patient with systemic lupus erythematosus suffered, in rapid sequence, subarachnoid hemorrhage, intracerebral hemorrhage, and cerebral infarction. (81.0%)(これは抄録用の短縮)

72) We present the clinical and pathological aspects of aneurysms in systemic lupus erythematosus patients and discuss their clinical management. (76.0%)

73) At autopsy, neither emboli nor thrombi were found. We suspect that emboli from the common carotid artery constituted the main pathogenetic factor, but we could not verify that because a neck dissection was not permitted. (102.9%)

162 | Ⅳ　さらに，comfortable English 100本ノック―原文と訂正文の対比

原文

74) No symptoms are characteristic of SLE as the first manifestation of CNS involvements.

75) All patients of reported cases were female.

76) We neurosurgeons should have performed radical intervention of neck clipping or wrapping.

77) It is next to impossible to perform the operation for multiple small aneurysms located at peripheral arteries, especially located deep in cerebral hemispheres.

78) All patients were operated by suboccipital transmeatal approach with the technique of intraoperative facial nerve stimulation for identification of the nerves reported before.

79) There have been few reports describing spinal cord compression and to our knowledge only eight such cases have been published to date.

80) A coronal CT scan following contrast infusion disclosed no significant enhancement of the lesion, although some enhanced components were seen around the mass.

81) Our laboratory studies showed that the enhancement of growth suppression was clearly observed when sarcoma 180 cells were treated with INF before radiation.

82) The animals were subjected to surgical removal of the intracerebral hematoma by burr hole aspiration.

訂正文

74) There are no characteristic symptoms of CNS involvement in patients with SLE.
（92.3%）

75) All the reported patients were female. （85.7%）

76) Neck clipping or wrapping should have been performed. （66.7%）

77) It is extremely difficult to surgically treat multiple small aneurysms on peripheral arteries, especially those located deep in the cerebral hemispheres. （91.3%）（洒落た表現は禁忌）

78) All patients were operated upon by suboccipital transmeatal approach and the facial nerve was identified by intraoperative nerve stimulation as reported before. （95.7%）

79) There have been only eight reports describing spinal cord compression. （45.5%）

80) A postcontrast CT scan disclosed some enhanced components around the mass. （47.8%）（矛盾する不要語句が多すぎる）

81) Our laboratory studies clearly indicated that the suppression of growth by radiation was enhanced when 180 sarcoma cells were pretreated with INF. （95.7%）

82) The animals underwent burr hole aspiration of the intracerebral hematoma. （66.7%）

164 | Ⅳ　さらに，comfortable English 100本ノック―原文と訂正文の対比

原文

83) They found that there was no difference in outcome between the surgical and non-surgical groups.

84) Surgical intervention caused a decrease in the intracranial pressure, whereas arterial hypertension produced an increase in the intraluminal pressure.

85) There were only a few cases in which we were unable to produce an adequate lesion.

86) Barbiturates are effective for the reduction of intracranial pressure in patients with head injury.

87) The patient was intravenously administered a single dose of 200 mg of sodium pentobarbital in expectation of brain protection or reduction of the intracranial pressure.

88) One of the survivors had metastasis to the left frontal tip and one patient's tumor metastasized to the frontal base.

89) Among the 34 neurons recorded from the rhizotomized side, no response to peripheral stimulation were evocable in 28 neurons.

90) A total of 20 adult cats of either sex weighing 2.5–4.0 kg were used. The animals were anesthetized with Ketamine and subjected to unilateral section of the trigeminal root.

91) The patient was treated with 16 grams of aminobenzyl penicillin daily for the first two weeks and then 8 grams of the same drug per day was given for the next one week.

訂正文

83) They found no difference in outcome between the surgical and non-surgical groups. (81.3%)

---

84) Surgical intervention lowered the intracranial pressure, whereas arterial hypertension raised the intraluminal pressure. (68.4%)

---

85) Only in a few cases, we were unable to produce an adequate lesion. (81.3%)

---

86) Barbiturates effectively reduces the intracranial pressure in patients with head injury. (78.6%)

---

87) The patient received a single intravenous dose of 200 mg of sodium pentobarbital to protect the brain or to reduce the intracranial pressure. (92.0%)

---

88) The tumor metastasized to the left frontal tip in one survivor and to the frontal base in another. (90.0%)

---

89) Peripheral stimulation evoked no response in 28 of the 34 neurons on the rhizotomized side. (78.9%)

---

90) Twenty male and female adult cats weighing 2.5 to 4.0 kg were anesthetized with Ketamine and subjected to unilateral sectioning of the trigeminal root. (82.1%)

---

91) Aminobenzyl penicillin was administered at 16 g daily for two weeks and then at 8 g daily for one additional week. (63.6%)

---

166 | Ⅳ　さらに，comfortable English 100本ノック−原文と訂正文の対比

原文

92) Although no change in rate of infusion had been made, gradual decrease in serum drug concentration was observed.

93) Cerebrospinal fluid rhinorrhea caused by brain tumors is sometimes seen in the case of direct invasion of the tumor to the nasal cavity.

94) The tumor was round, approximately 5 cm in diameter, elastic, soft and bloody.

95) Intracranial tumor in remote area from the frontal base can rarely cause CSF rhinorrhea. The incidence of this kind of CSF rhinorrhea is about 1% of all CSF rhinorrhea. （注：CSF：cerebrospinal fluid）

96) In 5 cases influences of dorsolateral funiculus lesions in cervical spinal cord on the inhibitory effects were studied, and such lesions did not produce marked changes.

97) Chemical analyses of the cyst fluid disclosed a protein content of 20.0 g/dl, and an iron level of 5.8 mg/dl. The calcium was 10.6 mg/dl, magnesium 4.1 mg/dl, and copper 0.3 mg/dl.

98) Postoperatively, the patient experienced transient worsening of the left oculomotor palsy.

訂正文

92) Although the rate of infusion had not been changed, the serum drug concentration gradually decreased. (83.3%)

---

93) Brain tumors that directly invade the nasal cavity sometimes cause cerebrospinal fluid rhinorrhea. (56.5%)

---

94) The tumor was round, soft, elastic, bloody, and measured approximately 50 mm in diameter. (107.7%)

---

95) Intracranial tumors remote from the frontal base rarely cause CSF rhinorrhea, the incidence being about 1% of all cases of CSF rhinorrhea. (75.9%)

---

96) In 5 cases dorsolateral funiculus lesions in the cervical spinal cord did not significantly affect the inhibition. (65.4%)

---

97) The cyst fluid contained 20.0 g/dl of protein, 5.8 mg/dl of iron, 10.6 mg/dl of calcium, 4.1 mg/dl of magnesium, and 0.3 mg/dl of copper. (78.1%)

---

98) Postoperatively, the left oculomotor paresis deteriorated transiently. (63.6%) 〔palsy（完全麻痺）は悪化できない〕

---

168 | Ⅳ　さらに，comfortable English 100 本ノック−原文と訂正文の対比

原文

99) It is said that vascular compression against the 8th cranial nerve can be one of the causes of vertigo, tinnitus and hearing disturbances. However, no one has reported clear clinical definition of neurovascular compression syndromes of the 8th cranial nerve.

100) Since there has been almost no clinical examination for the prefrontal function developed until recently, we designed a simplified test battery for this purpose and have applied it for the clinical use for the past 6 years.

訂正文

99) It is said that vascular compression against the 8th cranial nerve can cause vertigo, tinnitus, and hearing disturbances. However, no one has clearly identified characteristics of the neurovascular compression syndrome of the 8th cranial nerve. (87.5%)

100) Since few simple clinical prefrontal function tests had developed until recently, we designed and applied a simplified test battery for the past 6 years. (64.9%)

■ 参考文献

1) American Medical Association: Manual of Style 8th Edition. Williams & Wilkins, Baltimore, U. S. A., 1989

2) Huth EJ: How to Write and Publish Papers in the Medical Sciences 2nd Edition. Williams & Wilkins, Baltimore, U. S. A., 1990〔植村研一（監訳）：うまい医学論文の準備と作成．医学書院，1994〕

3) King LS: Why Not Say It Clearly: A Guide to Scientific Writing. Little, Brown and Company, U. S. A., 1978〔日野原重明・助川尚子（訳）：なぜ明快に書けないのか．メディカル・サイエンス・インターナショナル，1981〕

4) Nishizawa S, Nezu N, Uemura K: Direct evidence for a key role of protein kinase C in the development of vasospasm after subarachnoid hemorrhage. J Neurosurg 76: 635-639, 1992

5) Zeiger M: Essentials of Writing Biomedical Research Papers. McGraw-Hill, New York, U. S. A., 1991〔盛　英三（訳）：実例で学ぶ医学英語論文の構成技法．医学書院，1992〕

6) 植村研一：うまい英語で医学論文を書くコツ．医学書院，1991

7) 植村研一：医学・生物学研究者のためのうまい研究発表のコツ．メジカルビュー社，2005

8) Okazaki M（著），岡崎春雄（監訳）：日本人英語の弱点を克服する医学英語論文の賢い書き方：Joy of Medical Writing．メジカルビュー社，1999

9) ネル L. ケネディ（著），菱田治子（訳）：アクセプトされる英語医学論文を書こう！　メジカルビュー社，2001

10) 佐藤雅昭：なぜあなたは論文が書けないのか．メディカルレビュー社，2016

11) 近藤克則：研究の育て方－ゴールとプロセスの「見える化」．医学書院，2018

付録

付録1 対談
うまい英語で地球が狭くなる
―アクセプトされる英語医学論文を書くために
植村研一
M.L.Robbins 172

付録2 よくみられる語,句の使用上の誤り 187

付録3 略語一覧 194

付録1：対談
うまい英語で地球が狭くなる
——アクセプトされる英語医学論文を書くために

植村　研一
M. L. Robbins

この対談は「週刊医学界新聞」第1928号(1991年1月14日付)に掲載されたものです.

1.　comfortable English を求めて
——表現の違いに表れる言語心理

植村　ロビンス先生，お目にかかれて光栄です．先生の『上手な英語医学論文の書き方』(医学書院刊)が雑誌「あいみっく」に連載されている頃から，読ませていただき参考にさせていただいておりました.

　私も医学英語には深い関心をもっているものですから，今日は「うまい英語で書いて，英語を上手に話そう」というテーマでお話をしたいと存じます.

　最初にまず，自己紹介を致します．私は，1959年に千葉大学医学部を卒業後，横須賀の米海軍病院(Yokosuka U. S. Naval Hospital)で1年間インターンをやった後に渡米しました．インターン・一般外科レジデント・神経生理学大学院生・脳神経外科レジデントとして米国で7年間過ごし，さらに英国で半年間の留学を続け，米国脳神経外科認定医となって帰国したのが1968年1月のことです．帰国後10年間は千葉大におり，その後，新設された浜松医科大学に移り現在に至っております.

■ 日本人の書く英文には共通の誤りが
　その間，本業の脳神経外科学の診療・教育・研究のほかに，脳神経科関係の国際学会などで同時通訳を務めたり，日本脳神経外科学会の機関誌 "Neurologia Medico-Chirurgica" の英語版で，日本人の書いた英語論文の添削を外国人(native speaker)と一緒に15年間にわたってやってきました．そこで，感じるのは，日本人の書く英文には一般的な共通の誤りが多いということと，日本人の書く「文法的に正しい英文」と米英人の好む「気持ちのよい英文」(comfortable English)との違いに一定の法則があるということでした.

ロビンス　その通りですね．私もまったく同様の感じを抱いたことがございます.

植村　さらに，ここ5年間ほど，浜松医大で，3・4年の医学生を対象に「医学英語セミナー」の授業を担当してきました.

ロビンス　それは正規のカリキュラムにおいてですか.

植村　ええ，正規のカリキュラムの中に含まれています．その授業で使用した教材を少しこ

こに持ってまいりました．そして，かなり英文読解力のある学生や研究生の書いた論文を，1〜2編選んで丁寧に添削してやると，またたく間に英作文力が向上することもわかりました．

ロビンス　なるほど，そういうことで，医学生にいかに医学英語を教えるかということにたいへん興味をお持ちのわけですね．

植村　ええ．その前にこれは，私が留学から戻った直後のことですが，こんな体験をしたことがあります．私の友人の1人が，英語で論文を書きまして，ある有名な米国の医学雑誌に投稿したところ，編集長が次のようなコメントを付して返却してきました．「あなたの論文の内容（研究成果）は素晴らしい．しかし，われわれはあなたの論文をアクセプトしたいのですが，あなたの英文をわれわれは理解できないから」というわけです．

　そして，編集長は，論文の第1ページだけですが，丁寧に訂正してくれました．そして「これは正しい英語の例ですから，しかるべき英語の先生を見つけて校閲してもらった上で再投稿してください」とコメントしてきました．

■ 同じ米国人でも英語表現に違いがある

植村　彼は私のところにその英語論文を持ってまいりました．読んでみると，元の英文と編集長が訂正した英文の違いが私にはよくわかりました．そこで，私は数週間かかって，編集長に指摘された線に則って論文のすべてに手を入れました．こうして，友人は再び投稿したのですが，2〜3カ月後また戻されてきました．そして，今度は別の人物が再び第1ページを前とは違うように訂正してきました．この間に編集長が交代していたんですね．同じ米国人でも人により違う表現（言い回し）を好むわけです．そこで，私たちはまた訂正を加え再投稿しました．

ロビンス　それ以上は訂正してきませんでしたか？

植村　ええ，ようやくアクセプトされ掲載にこぎつけることができました．これが，「どのようなのがよい英文なのか」を私が体験した最初です．

　次にこういう経験もしました．これは他の友人で外科医なのですが，彼がイタリアで開かれる国際会議で講演することになりました．彼は演説原稿を英文で書き，私が手を入れよいと思われる英文に仕上げました．

　その友人はイタリアへ行く前に，留学経験のある米国のスタンフォード大学へ立ち寄りました．そこで，スタンフォードの外科学の教授に英文原稿を見せたのですね．その外科教授がさらに校閲を加えました．

　後で，友人はその英文原稿を私に見せてくれました．それを見て私は，日本人の書く英語と米英人にとっての「気持ちのよい英語（comfortable English）」の違いがよくわかりました．こういった体験を経て，私は前に言いましたように，「日本脳神経外科学会誌」の英文校閲をしながら，"comfortable English" に少しでも近づきたいと努力してきました．

　それにしても，中学・高校・大学一般教養課程と8年間も英語の勉強をしながら医学生がなぜ英語で論文が書けず，国際学会で自由に発言できるだけの英語力が身につかないのだろうか．これは，ひとえに今の英語教育システムの欠陥によるものです．英語の先生です

ら，ほとんど英語が話せないのが現状ですからね．

■ 日本の英語教育システムに欠陥が…

ロビンス そうなんですか．私は，日本の英語教育システムについては詳しく知りません．

植村 あと悪いのは，現在の日本の入学試験制度ですね．入学試験では翻訳力を問います．そして，少しでも間違いがあれば減点します．ですから，学生は減点されないように，逐語訳に徹することになるわけです．学生が学ぶのは，よい英語以前のもので，文法的に正しい英語ということになります．こうして，医学部に入って，いざ英語論文を書こうという段になると，最初に日本語で論文を書いて，その後で，英語と日本語の両言語の違い（言語心理学というのでしょうか）に頓着せずに，逐語的に英語に直そうとするわけです．

ロビンス これは大きな問題ですね．

植村 ご存知のように，日本人は間接話法で婉曲的な表現を好みます．それを，そのまま英語に直しますと，一体，どんな英語ができるでしょう…．

ロビンス アメリカ人は直截的な表現を好みます．本論と関係のない不要な（日本人が愛用する）「挨拶文句」などいっさいなしに，整然と要点のみがストレートに明記されているのを，気持ちよく感じるのですね．

■ 日本語の医学英語には動詞がない

植村 それともう1つ大きな問題ですが，日本語の医学用語には動詞がないんです．仕方なしに中国語から借りてくるわけですが，中国語にも動詞がありませんから，動作動詞「する」を付けるしかないのです．たとえば，「手術」，「切除」，「輸血」という医学用語について英語には，operation-operate；resection-resect；transfusion-transfuse という名詞と動詞の対応がありますが，日本語では，「手術」「切除」「輸血」に動詞「する」を付けて動詞化して表現するしかないわけです．

英語では，文章を活かすも殺すも動詞次第といわれますから "comfortable English" で論文が書けるようになるためには，まず何よりも英語の動詞の使い方に習熟する必要があります．これがまず，日本語の不幸な点です．

そのようにして書いた日本語論文を英語に直すわけですから，"perform" とか "done" とか（"Total removal of the tumor was performed." とか，"Neurological examination was done on the patient."）を多用することとなり，長たらしい「気持ちの悪い英語」になってしまうわけです．もちろん，この例は，"The tumor was totally removed.""The patient was neurologically examined." とすべきでしょう．

■ アメリカ人でも冗長な英文を書く人がいる

ロビンス まさにそうですね．その通りなんですけれど，私は日本人のほうが少しかわいそうになります．英語を母国語とするアメリカ人ですら同じような過ちをたくさん犯しています．同じようにダラダラした冗長な文章を書く人がおります．たとえば，

"Electron microscopic examination of the cells was performed."

という書き方をする人がありますが，これなどは

"The cells were examined with an electron microscope."

とすべきでしょう．日本人にとっては不可抗力の誤りですが，アメリカ人にとっては気がつかない誤りで同じような問題があります．

植村　日本人は回りくどく「私は A は B ではないかと何時も考えている次第であります」という言い方をします．この日本文を，

"I am always thinking that A could well be B."

と英語に直訳したのでは，気持ち悪い長たらしい英文になります．

"I think A is B."

と意訳すれば，はるかにスッキリした "comfortable English" になります．前の英文は 10 語の単語からなっているのに，後者は 5 語で 50% の言葉の節約になっています．一般に，"comfortable English" に直せば文章が短くなるので，私はこれを便宜上，「短縮率」と呼んでいます．

　2 年くらい前のことですが，日本脳神経外科学会で，「いかにしたらよい英文が書けるか」というテーマでランチョン・セミナーを開催し，"Journal of Neurosurgery" の編集長を招いて，上記のテーマで講演してもらいましたが，その方も同様のことをおっしゃっており，わが意を強くしたことがあります．

ロビンス　そうですね．私もまったくそう思います．

■ 論文は「簡潔・明快」に

植村　「アメリカ人医学者の書いた英文が全て "comfortable English" とは限らない．アメリカ人医学者の中にも，文章の上手い人と下手な人がいる」とレスター・キング (Lester S. King) さんが名著の誉れ高い "Why Not Say It Clearly. A Guide to Scientific Writing."（邦訳　日野原重明・助川尚子『なぜ明快に書けないのか』，メディカル・サイエンス・インターナショナル刊）の中で述べています．

　彼は米国医師会の雑誌 JAMA（Journal of the American Medical Association）の編集長を 19 年務め，退職後に上記の著書を著しました．彼は，JAMA を世界一流の医学雑誌としてのレベルを維持するためには，内容的に優れた論文のみを掲載するだけではだめで，掲載論文の英文が非英語圏の医学者が読んでも，容易に理解できるような「簡潔・明快」な名文にすべきであるとの編集方針を，営利目的の出版社側の圧力にも屈せずに徹底して貫き通しました．

　なぜ，掲載論文の英文を明快な文章にすることが出版社の営利に反するかというと，「内容は優れていて掲載に値するが，英文が不明快でだらだら書きだからもう少し簡潔に短縮するように」とただし書きを付して返送されると，著者の多くはそのままで他の雑誌に投稿することになり，優れた論文の著者が逃げてしまう結果になるからです．キング編集長の要求通りに短縮されて再投稿された原稿の英文は明快で "comfortable English" になっていたということです．

　この例のように，著者が，米英人の場合は，「原稿を短くしなさい」と言われただけで，

英文は簡潔になりますが，われわれ日本人にはそうはいかない．その上，お手本にする米英人の英文にも名文ばかりでなく悪文が多いということになると，日本人は困ってしまいます．19年間も米英人の英語を添削してきたキング編集長の言葉には説得力がありますね．

ロビンス　キングさんの著書は私も存じ上げています．

2. 英語の文章を"活かす"能動態

植村　キングさんの著書は，単なる米国人の"native speaker"の文章の収集ではありません．そこには，"comfortable English"を書くうえで非常に参考になることが多いのです．

　たとえば，1)be動詞は少なければ少ないほど良い，2)受動態構文もできるだけ避ける，3)1つの文章の中で使用する形容詞の数はできるだけ少なくする，等々です．日本人は「受動態」を愛用するのに対して，米英人は「能動態」を気持ちよしとする．

　ロビンス先生も，『上手な英語医学論文の書き方』の中で同様のことを書いていらっしゃいましたね．

　受動態と能動態の使用方法について先生はいかがお考えですか．

■ 能動態の文章は生き生きしている

ロビンス　たしかに，能動態のほうが気持ちよく感じます．しかし，科学論文では特に，材料および方法は過去形で受動態を使います．

植村　数年前に医学英語に関する東京でのある研修会に，津田塾大学の英作文講師のナンシー・ヤマダさん(Mrs. Nancy Yamada)を招いてお話してもらいました．彼女は，ご主人が日本人で，美しい日本語も話す方です．ナンシーさんが日本へ来て学生に英語を教え始めてまもなく，学生の書く日本語の文章の半分は受動態であるという日本語と英語の構造上の大きな違いに気がついた．今では受動態を多用して書く日本語を美しく感じているということです．しかし「英語では受動態は死んだ文章で，能動態の文章は生き生きしている」と彼女が私に教えてくれました．したがって，米英人はできるだけ能動態の文章を使おうとする．事実，ほとんどのことは受動態・能動態のいずれの形でも表現できる．受動態しか使えないのは"I was born"だけであると述べていました．

　しかし，いくら能動態がよいからといっても，「私はこの患者を診察し，診断し，入院させ，手術しました」(I saw this patient. I made a diagnosis of.... I admitted the patient to the hospital and I operated on the patient.)と主語が著者の連続になっては，気持ち悪い英文になってしまいます．

ロビンス　欧米の著者が能動態を使うことに気が進まないのは，"I did so...."(たとえIがWeでも)と言わなければ行ったことを述べられないからです(したがって，I....，I....とすべて，Iで始まる文章になってしまう)．これが，受身を使う本当の理由だと思います．

植村　ですから，主語が著者にならざるをえない場合は，それでもよいのです．"I designed this apparatus."などとoriginalityを主張するときには著者を主語にして能動態にしなければなりません．しかし，"A tumor was found on a chest X-ray."と言う場合に

は，受動態を使う必要はなく，"A chest X-ray film showed a tumor." と言えば十分でしょう．

　では，能動態・受動態どちらを使ってもよいときには，なぜ能動態を使わないのでしょうか？

■ 受動態の使用が必須のところもある

ロビンス　ただ，受動態を使う重大かつ主要なところは，「問題点の提示」，「方法」，「手順」などのところです．そこは，"I" とか "We" で始めるのはまったくよくありません．ある雑誌の編集者が "I" とか "We" をもっと使うように勧めていますが，あまり一般的にはならないと思います．どちらを使ってもよいときには，植村先生のおっしゃるように，能動態がよいと思います．

　また，特に，「考察」のところでは，受動態で書き続けている論文がたくさんありますが，あまりすっきりしませんし，曲解されかねません．意見を発表する場では，受動態を使うのは大きな誤りです．

3. 英語では冠詞の有無が肝腎
──冠詞をもたない日本語ゆえの難しさ

植村　ロビンス先生は著書の中で，日本人が犯しやすい誤りのトップに冠詞をあげて「日本語はしばしば不正確で曖昧である．これは日本人の性格の特徴的な部分であり，人間関係のうえでたいへん好ましいものとなっているが，科学論文においては問題を引き起こす原因となる．日本語に冠詞がないのは，たぶん，意識的に正確さを失わせる結果ではないだろうか」と，述べていらっしゃいますね．実際，日本人にとって冠詞ほど理解できないものはありません．

ロビンス　冠詞は，大きな問題の1つですね．とくに科学論文では大問題です．

■ 英語圏の人にも冠詞は難しい

植村　私は，45年間以上も英語を勉強していますけれど，未だに冠詞がわかりません．

ロビンス　私も77年間英語をやってますけれど，冠詞は難しいです（笑）．

植村　冠詞が日本語にはないから，日本人には難しいのはもちろんですが，外国人（native speaker）にも難しいようですね．学生と雑誌の医学論文を読んでいますと，同じような用法で冠詞が付いていたりなかったりするので問題が生じます．

　以前，たまたま英国のロンドン大学のワトキンス脳神経外科教授が私の大学を訪れたことがありまして，ある英語論文を見せて「冠詞のないのとあるのとどちらが正しいのか」と尋ねたことがありました．そうしましたら彼はざっと読んで「冠詞の使い方に7つの間違いがある．誰が書いたのですか？」というのです．「オーストラリアの人です」と言いましたら，「やっぱり，オーストラリアの人の英語は正しい英語ではない」とのことでした．英語を話す国の人にとっても冠詞は難しいんですね．

文法的に使わなくてはいけない場所，使ってはいけない場所というのはわかります．しかし，どちらでもいい場所がたくさん出てくる．このときどちらをとるかが難しい．全体的な傾向としては，英国人はどちらでもいいときには必ず付ける．一方，米国人はなるべく省くという傾向があるようですね．ここまできますと，日本人がいくら米英人の書いたものを読んでも勉強になりません．

■ 定冠詞・不定冠詞の用法にはルールがある

ロビンス　しかし，ルールがあります．冠詞についてははっきりしたルールがあります．1)定冠詞の"the"は，特定の物・人・グループを指すのに用いられる．2)不定冠詞の"a"は，"one"とか"any"という意味であり，前に示したり認められたりしていないものを意味する．3)可算名詞には，定冠詞か不定冠詞がつくが，不可算名詞には付かない．よく質量名詞ともいわれる不可算名詞には，科学者がよく用いる"knowledge"とか"evidence"なども含まれますね．しかし，これに当てはまるのはそんなに多くありません．

また，何かを紹介(初めて登場)するときには，定冠詞を使ってはいけません．"A patient came to the hospital for diagnosis."といいます．

植村　それはよくわかります．

ロビンス　次にでてくると"the patient"となるわけですね．このように，はっきりと区別があります．しかし，非常に漠然としていて，明確にできないところがたくさんあります．わかっているのですが，私にも言葉では上手く説明できません．また，定冠詞・不定冠詞のどちらでもよいところもあります．

■ 冠詞を使っても使わなくともよいときには？

植村　そのようですね．先ほどのイギリスの脳神経外科医が，「どちらでもよいときには，イギリス人は冠詞を付ける傾向にあり，アメリカ人は付けない傾向がある」と言っていましたが，この違いをご存知ですか．私にはよくわからないのですが…．

ロビンス　それは，その通りです．残念ながら，上手く説明できませんけれど，両者の違いはあまり重要ではないということです．使う人によって，冠詞に違いが生ずることがあるということをご存知ならよいのではないでしょうか．

植村　そうですか．学生に教えるときにも「こういうときには冠詞を使いなさい．そして，こういうときには冠詞を使ってはいけません」とはっきりと言えることだけを教えています．それ以外の「使うか」「使わないか」はっきりしないところは，あなた方自身の考えで，と言っています．

ロビンス　「定冠詞」を使うか「不定冠詞」を使うかが文章の違いを作るということになります．

植村　まったく冠詞の使い方は難しいですね．あるイギリスの心理学者に，「冠詞のことはあきらめてはどうか．冠詞以外には間違いのない文章を書いて投稿しなさい．冠詞は英語の"native speaker"の編集長に任せるのがよい」と言われたことがあります．

4. 論文の書き方にも法則がある

植村　ロビンス先生の著書の中で，私がとても感銘を受けたものに，「要約」(summary)と「抄録」(abstract)の違いについての記述があります．先生は，「要約は論文の一部であり，本文と切り離して出版する意図はない．しかし，抄録は出版される論文の中に含まれ，通常はすぐ目に入るように論文のはじめに置かれているが，論文とは別に出版されることが意図されている」と，述べていらっしゃいますけれど，実際，両者の区別を知らない方が多いんですね．

■ 抄録と要約は違う

植村　私も日本脳神経外科学会の機関誌の編集に携わることがあるのですが，抄録の代わりに要約を付けてくる方がいるんです．そんな場合には，ロビンス先生のご本を読むようにと教えてあげることにしているんです．

ロビンス　それはありがとうございます．お陰さまで，私の本が売れているのかもしれませんね(笑)．

　植村先生は，浜松医大の学生さんたちに医学英語を教えていらっしゃるということですが，実は，私も1979年に日本に来た直後から10年間くらい，国立予防衛生研究所で英会話を教えたり，私のもともとの専門である微生物学の学会誌 "Microbiology and Immunology" の英文校閲を長年やりました．

植村　そのときの体験が今回の著書に生かされているわけですね．

■ 日本人の英語論文の校閲から

ロビンス　ええ，そうなんです．そのほか，今から7年くらい前ですが国立がんセンターで週1回英語を教えたことがございます．小人数で25人くらいのクラスだったのですが，毎週毎週，日本人の方の英語のミステイクをピックアップして訂正し解説いたしました．そして，その都度書き留めておいた英語論文の校閲メモが2千点くらいたまりました．

植村　本当ですか．たいへんな量ですね．

ロビンス　これもがんセンターの英語クラスで議論したものの1つですが，日本語から英語に訳す際に間違いやすい「動詞」があります．しかも，非常に頻繁に誤って用いられるいくつかの単語がございます．

　そのよい例に，"determine" と "examine" の違いがあります．"determine" とは，事実などを明らかにすること(to find out the fact, condition)ですね．一方，"examine" のほうは，検査されているものの事実や生体の状態などを明らかにするために，何かを注意深く観察することまたは調べることです(to look at something in order to find out the facts)．

植村　おっしゃる通りですね．ロビンス先生のご説明で非常によくわかります．ほかに日本人の英文著者にアドバイスはございませんか．

■ 科学論文には"曖昧"は禁物

ロビンス　日本人が好む曖昧さ（vagueness）ということについては既に，植村先生がお触れになりましたね．「曖昧さ」というのは，英語における違いということだけでなく，どんな言語についても，科学的な発表ということでは，ふさわしくないことではないでしょうか．日本人が「曖昧さ」を好むとはいえ，日本語でも曖昧な表現は科学論文には適切ではないでしょうね．

植村　まったくその通りですね．

ロビンス　日本人によって書かれた英語論文には，何かわざわざ「曖昧に」しようとしているとさえ思えるものがあります．ここに本当に楽しくなるような一例があります．私の本にも引用したと思いますが，

　"About 270 mice were divided into nine groups of 30 each."

という英文がありますが，9 の 30 倍は 270 であって約 270 ではありませんね．それなのに，約（about）とするのは，曖昧ではなくて誤りですね．

植村　そうですね．論文の書き方を教えられていないからですね．

■ such as には要注意！

ロビンス　それから「曖昧さ」に関していえば，日本人の方は"such as"とか"etc."を使うのが好きですが，不適切に用いられている場合が多いですね．英語で"such as"と言うときには，次に来る言葉は単なる例を示唆している．しかし，日本人はこの語句を異なった意味で使っていることが多い．これも私の本でも紹介している例ですが，

　"The purified spirosome preparation was treated with proteolytic enzymes such as trypsin, pronase E and nagarse."

　実際には，文章で示した 3 つの酵素しか使っていないのに，"such as"と述べているので，読者は明示されていないほかの酵素もあるのかなと考えてしまいます．これはまずいことになりますね．またやたらに etc. をつけるのも困りますね．

植村　柔らかい表現にしたいという「言葉の綾」で日本人は使いがちですね…．

■ 二重否定は"肯定"だ

ロビンス　それから二重否定も大きな問題ですね．英語では二重否定は，否定の否定で実際には肯定ですが，日本語では「否定を二重に重ねること」で，否定を強調することがあります．二重否定はたいそうやっかいなことを引き起こします．

植村　まったくその通りですね．

　「私は今日彼が来ないとは思わない」という二重否定が日本語では婉曲的な意味で使われますが，同じことを英語で，

　"I don't think he won't come today."

としたら，何のことか通じませんね．ですから私は，「英語論文を書くときに，なるべく二重否定は使わないように」とよくほかの人にアドバイスしているんです．

ロビンス　それから，植村先生が最初にお触れになりましたけれど，「受動態」と「能動態」

面倒な単数形と複数形

単数形	複数形
alga	algae
coccus	cocci
focus	foci
fungus	fungi
locus	loci
bacterium	bacteria
datum	data （現在，集合名詞の単数としてみなされつつある）
flagellum	flagella
inoculum	inocula
medium	media
mycelium	mycelia
serum	sera
sporangium	sporangia
stratum	strata
criterion	criteria
phenomenon	phenomena
genus	genera
species	species
encephalitis	encephalitides
phalanx	phalanges（または phalanxes）
複数形が通常の英語型である単語	
dogma	dogmas（または dogmata）
electron	electrons
fetus	fetuses
index	indexes（または indices）
virus	viruses

（M. L. Robbins: Dr. ロビンスの上手な英語医学論文の書き方．医学書院，1989 より）

の使用法の間違いが多いですね．

"The patients were died within 2 years."

という文章をよく書きますが，これは誤りです．

"The patients died within 2 years."

と能動態で書かないといけませんね．

■ 言語構造の違いから来る過ちも

植村　その誤りは，日本語では「丁寧語」と「受動態」が同じ形で，「死なれた」という表

現が成り立つところから来る間違いでしょうね．日本人は，ダイレクトに「死んだ」とはあまり言わないんです．

ロビンス　いまの例とは逆に，日本人の方は，"be located" と受動態で言うべきところを "locate" と能動態を使いますね．これなんかも，非常にしばしばみられる誤りの１つですね．それから，

"The patient was operated on for prostate cancer in June, 1978 and his wife was not conceived until October, 1978."

という文章があるとしますと，"was conceived" と受動態になっているので，おかしな内容になってしまっています．これは，

"his wife had not conceived by October, 1978." あるいは "his wife did not conceive until October, 1978." としないと意味が通じませんね．

植村　このケースも日本語と英語の構造の差から来る不幸な過ちですね．日本語から英語に逐語訳するから，そういうおかしなことになってしまう．

ロビンス　それから，文章の語順も誤りやすいものの１つですね．語順は英語では非常に重要です．誤った語順には誤った前置詞や誤った単語を伴うこととなり，それが文章をますますわかりにくくしてしまいます．

"Antibody-positive cattle to bovine leukemia virus（BLV）has been considered as a source of BLV infection."

という文章では，to bovine leukemia virus が，antibody でなく，cattle を修飾してしまっています．これは，

"Cattle that are positive for antibody to bovine leukemia virus（BLV）have been considered a source of BLV infection."

と訂正できます．お気づきのように，複数名詞 cattle に対して，単数動詞 has を用いていたのも誤りですね．

植村　さて，ロビンス先生，今日はいろいろと誤りやすい文法的な問題を指摘していただいたのですが，医学英語論文を書く際のもっと一般的な問題に関してはいかがですか．

私自身，"Neurologia Medico-Chirurgica" の英文添削をしていて，ミスタイプさえ直してないのに遭遇すると啞然とすることがあります．日本では，論文の書き方はもちろん，人前での発表の仕方(public speech)の教育というのは，どこでもなされていないんですね，残念ながら…．

ロビンス　そうですね．レファレンスのナンバーと著者名の不一致，引用した会社の英文名が間違っているとか，表現のダブりも多いですね．著者名の誤りも多い．私の叔父の名前(Fiske)など，10 年間も誤ったまま伝えられていました．こうした，基本的な問題のケアレス・ミステイクは困りものですね．

植村　まったくですね．書かれた論文のミスタイプすら訂正されてないものに遭遇すると，もうこれは論文を書く人の誠意の有無の問題だと感じますね．

■ 図と本文のダブリは厳禁

ロビンス　先ほどのダブリで特に多いのは，図と表ですね．科学論文はデータの発表が主になりますから，データは本文中に言葉で示すか，図か表のどちらか（両方のこともある）を使って示します．複雑なデータの場合には，図や表の使用が望ましいわけです．しかも，図や表は本文を読まなくても理解できるわかりやすいものでなければなりません．すぐわかる簡単なことを表にして，かつまた本文で同じ説明を絶対に繰り返してはいけません．ところが，この点がほとんど守られていません．

　また，「考察」（discussion）の項目で述べた同じことを「結果」（results）の項目で繰り返しています．これもいけません．

植村　ロビンス先生のおっしゃるとおりです．しかし，繰り返しは日本語自体の問題かもしれませんね．日本語には，代名詞（"he" とか "she"）を使う習慣がありませんから，"patient" なら "patient" という同じ名詞を何回でも繰り返すんです．それに，日本人は繰り返しがきっと好きなんですよ．日本の民謡などは，繰り返しが実に多いです….

ロビンス　発音してみて，繰り返しはよくないと思わないんでしょうか．

植村　「いかに書くか」（how to write）を誰も教えてくれませんから….

5. 書く技術・話す技術も科学のうち

植村　不幸なことに，「いかに話すか」（how to make speech）も，まったく日本の教育システムでは教えられていません．

　日本の学会に参加してみるとよくわかることですが，草稿の書き方，発表の仕方など，あきれるくらいに無視されていますね．ほんとに驚くほどですね．

　私自身は，中学・高校・大学と ESS（English Speaking Society）に属していて，英作文と "public speech" を学ぶ機会には比較的恵まれていたほうですが，「いかに英語の論文を書くか」，また「いかに "medical public speech" をするか」を学んだのはずっと後になってからです．

■ 論文の書き方のコツは真似して学ぶ

ロビンス　そうなんですか．アメリカの科学者の場合も，大学院に入り，指導教授と共に仕事をするようになるまで，原稿の書き方を学ぶ機会はありません．その指導者も同様にして学んだのです．医師（M. D.）の場合も同様ですね．指導教授と共に仕事をしながら，自然と論文の書き方を覚えていくのです．ただ，「原稿の書き方」は教えてもらわないとしても，国語としての「英作文」は教わっています．英作文の知識を，科学論文に応用するということですね．

植村　私は，「発表すること」に関心が強いですから，学会などで，いろんな方の発表を比較しながらいつも聞いているんです．

　ところで，昔こんな経験がありました．それは，湯川秀樹博士が日本人として初めてノーベル物理学賞を受賞された頃で，私が学生の頃のことでした．湯川博士の受賞を記念して，

東京で物理学に関する国際会議が開かれたことがあり，それに参加したんです．

13〜14 人くらいのお客さんも招待されていて，ノーベル賞講演が行われた．多くの発表者はひたすら原稿を読み，中には原稿の内容とスライドが合っていない人もいる．1 人のフランス人は，「使用言語は英語のみ」と指示されているのに，フランス語で演説を始めました．そのとき，1 人のアメリカ人の物理学者がマイクを持ってステージの真ん中に来て，「皆さん，今までの講演がわかりましたか？」「皆さんの中に学生はどの位いらっしゃいますか？」などと問いかけました．会場にたくさんの学生が参加していて，それまでの講演内容をほとんど理解していないのがわかると，その人は専門物理学者向けに準備してきたスライドをやめて，黒板を使ってやさしい講演をしてくれたのを，とても印象深く覚えています．

その後，国際学会に出席するたびに，アメリカ人の講演がほかの国の方のよりも一般的に優れているように感じています．

ロビンス　ところで，植村先生ご自身は，英語の "public speech" をどのようにして学ばれたのですか．

■ 米国で学んだ "public speech"

植村　実は私が "public speech" を習ったのも米国に留学中のことなんです．1964 年にニューヨーク州の "State University of New York Upstate Medical College" の生理学大学院での錐体路の研究成果を学会で報告することになったときのことです．

発表の半年くらい前に，生理学の主任教授 James B. Preston 先生が，学会発表の原稿をもって来るようにと言うんですね．これは私にとっても，初めての英語演説原稿でしたので，大学院で多読した医学英文を参考にして苦労して原稿を書いて，教授に提出しました．ところが「なんだ，この硬い英文は，これは典型的な "written English" だ」というんです．それで，書き直して持っていったら，「学会発表は，聴衆が 1 回聴いて気持ちよく理解できるやさしい英語でないとだめだ」というんです．結局 3 回目に「君は，written English であるか spoken English であるか理解できていない．日本人だから仕方ない，私が書いてやろう」と仰って，全部，草稿を書いてくださいました．

ところが，それからがたいへんで，草稿を暗記させられただけでなく，6 か月間，毎週，演説の練習です．まず，直されたのが，ステージへの上がり方，歩き方，姿勢．一呼吸してから，聴衆を左から右へ見ながら "Ladies and Gentlemen!" というわけですが，視線が真ん中へ移動するときに，"Ladies" と言って，中央から右へ移るときに，"and Gentlemen" と言いなさいというわけです．さらに，ポインターでスライドの指示の仕方まで指導され，ジェスチャーを交じえて聴衆に語りかけるように話せというのです．英語教師ではなく生理学の教授から "public speech" の特訓を生まれて初めて受けました．

このような 6 か月間の猛特訓の後，学会当日の朝，会場に着くと，Preston 教授が入口に立っていて，私の内ポケットから演説原稿を取り上げ，「君には十分，練習をさせたから，原稿はいらないだろう．講演時間は絶対にオーバーしてはならない．1 分以上余してもいけない．私は一番後ろの席で聞いているから，そこまで聞こえなかったら君は失格だ．グッド・ラック！」ということでした．

そのほか，雑誌投稿原稿についても，同様に厳しい訓練を受けました．本当にたいへんでしたが，あのときの経験が今の私を作っていますね．

Preston 先生にあるとき，「アメリカ人はどうして，こんなに"public speech"が上手なんですか」と質問したことがあります．そしたら，アメリカの高校では，"public speech"か，"drama"が必須になっているということで，「なるほどな」と納得しました．

■ 講演時間の厳守は科学者のマナー

ロビンス　私も日本のある学会で驚いたことがございます．講演時間が10分も過ぎているのにまだ話している．そして，司会者も，それを止めようとしない．こんなことは外国の会議では考えられません．おそらく日本人は，親切で丁寧なんでしょうけれど，会議の基本マナーにはずれていますね．

植村　まったくそうですね．ロビンス先生，今日は本当に楽しい話をありがとうございました．単に英語ができるというのではなく，科学者で日本が好きで，日本人の科学英語に知悉されている先生ならではの有益なご指摘をいただきました．是非，今度は浜松にいらして，私の大学の学生に話していただく機会をもてたらと思います．

最後になりましたけれど，実は私も，最初に紹介致しました浜松医大の学生への医学英語の講義録を基にして，『うまい英語で医学論文を書くコツ』という本を間もなく医学書院から発行します．ロビンス先生の本と共に，少しでも日本人の医学英語の向上に役立てばと願っています．

ロビンス　そうですか．それは私も期待しております．浜松には私も行ってみたいと思います．「うなぎ」が美味しいですものね….

（おわり）

（注）この対談は，はじめ英語で行われたものを日本語に直したものである．翻訳にあたっては，『Dr. ロビンスの上手な英語医学論文の書き方』の訳者＝茂木富美子氏（国際医学情報センター）の協力を得た．

Mary Louise Robbins, Ph. D.

ジョージ・ワシントン大学名誉教授・微生物学
(財)国際医学情報センター・テクニカルリバイザー

1912 年	米国ミネソタ州生まれ
1934 年	アメリカン大学(ワシントン D. C.)生物学 B. A. 取得
1940 年	ジョージ・ワシントン大学(ワシントン D. C.)微生物学 M. A. 取得
1944 年	同 Ph. D. 取得
1944〜78 年	同 微生物学講師を経て教授
1978〜現在	同 名誉教授
1968〜69 年	国立予防衛生研究所および九州大学招聘研究員
1973〜78 年	米国 NIH および NCI の各種研究助成金審査委員
1979〜87 年	"Japanese Journal of Clinical Oncology" 英語編集委員
1979〜現在	学会誌刊行センター(東京)編集顧問
1979〜81 年	(財)国際医学情報センターにおける International Cancer Research Data Bank(ICRDB)Project テクニカルリバイザー
1981〜	同 業務部翻訳課テクニカルリバイザー

　博士は，1968 年の初来日以来，日本の生活に魅せられ，定年後の生活の場を日本に移した．日本食を好み，来日以来，杉並区にある民間アパートに住み地域の生活に溶け込み，そこを拠点に日本全国を旅行している(博士がなぜ日本に来ることになったかの経緯については，国立予防衛生研究所の徳永徹氏が雑誌『結核』第 64 巻 11 号に紹介している).

〔編集部注：略歴は初版(1992 年)掲載時のものです〕

付録2
よくみられる語，句の使用上の誤り

●abort, terminate

abort：進行中のプロセスをその初期段階で停止させること．同義語の terminate を使用するほうがよい．

例文 The developing tumor ~~was terminated~~ by resection.

●adopt, adapt

adopt：あるものを取り込み，自分自身のものとすること．

adapt：ある特定の状況または要請に適合するよう，あるものを修正すること．

例文 Japanese psychiatrists ~~adopted~~ DMS-5 as the standard criteria for dementia.

例文 The treatment originally designed for the first group of patients was ~~adapted~~ for the second group of patients.

●aged, age, teenaged, teenage

人の年齢を表わす場合は形容詞の aged, teenaged を用い，名詞の age, teenage は用いない．

例文 The patient, ~~aged~~ 70, was diagnosed with multi-infarct dementia.

例文 The ~~teenaged~~ patient exhibited the acute symptoms of appendicitis.

●among, between

among は構成要素が3つ以上の場合に使用し，between は2つのものの間の関係を示す場合に使用する（しかし，この場合，もう1つの内訳は複数であってもかまわない）．

例文 A contract was agreed upon ~~between~~ five companies. The rule described in the contract should be followed ~~among~~ the five companies.

apt, likely, liable

apt：意志または習慣的傾向を示し，無生物に関しては使用できない．

likely：単に確率を表わし，apt よりは包括的である．

liable：人に対する危険性など，否定的な可能性を表わす．

例文 The referee is apt not to accept a low quality paper.

例文 The patient is likely to be drowsy.

例文 Malnourished babies are liable to be infected here.

case, patient, subject, participant, control

case：ある疾患の特別な例であり，評価，記述，報告される対象．

patient：医療的処置を受けている人であり，治療目的で入院し，検査され，処置を受け，退院する対象．

research or experimental subject：ある特性または行動上の特徴を示す対象であり，科学的研究において検査，研究の対象となる．

participant：被験者という用語は非人間的だと嫌う人もいるので，人権尊重の立場から，research participant や study participant が好まれている．

control：research subject の行動と比較される対象．

例文 We reported a case of aphasia at the conference.

例文 The patient was admitted to the hospital and received proper treatment.

例文 Experimental subjects were assigned to learn new material, while control subjects were not.

例文 Researchers decided how to recruit participants.

compare

compare with：類似性，相違を詳しく検討する目的で人，物が他の人または物と比較される．

compare to：顕著な類似性または相違がある場合，あるものが他のものに喩えられる．後者の場合，喩えるもの，喩えられるものは単数である必要はなく，ひとまとまりのものでもよい．

例文 The reading level of the alexic patients were compared with that of the control subjects.

付録2　よくみられる語，句の使用上の誤り | 189

例文　Why is life journey often compared to a journey?

●compose, comprise

compose：受動態に用いる．

comprise：～で構成されている，または含むの意であり，能動態に用いる．
他動詞であるので of などの前置詞をとらない．

例文　The neuropsychological test battery is composed of 20 test items.

例文　The neuropsychological test battery comprises 20 test items.

●continual, continuous

continual：再起するが間隔が高頻度である場合．

continuous：休止，中断なく続行する場合．

例文　The patient showed continual tremors.

例文　The infant recovered from dehydration by continuous intravenous drip.

●develop 自動詞と他動詞の使用上の注意

例文　①Researchers have developed a simulation technology.

　　　②The patient developed a cold→A cold developed in the patient.

① は良いが②は患者が疾患を作り出すことはできないので誤り．

●die of, die from

人はある特定の病気で死亡(die of)するのであり，die from ではないが，近年
は乱れている．

例文　The patient died of cancer.

　　　He died from falling off a building

●disk, disc

optic disc の時のみ disc を使用し，他はすべて disk を使用．

●dose, dosage

dose：1回に処方される量または処方される用量．

dosage：統制された個々の処方のことであり，一般に単位時間あたりの量として表す．

例文 The physician decided to give an initial **dose** of 45 mg and thereafter a **dosage** of 20 mg three times a day for a week.

●due to, owing to

due to, caused by は形容詞句で用いられ，owing to, because of は副詞句で用いられる．日本語にした場合は類似する語句表現になるが，修飾・非修飾関係が異なる．

例文 The patient had to use his left hand **due to** a right hemiplegia.（due to は left hand を修飾する．）

例文 The patient had to use his left hand **owing to** a right hemiplegia.（owing to は to use を修飾する．）

●efficacy, efficacious；effective, effectiveness

これらの語はすべて何かの効果について言及するものであるが，厳密には意味が異なる．

efficacy, efficacious：治療の文脈で使用された場合，望ましい，狙っている効果が確実にある．

effective, effectiveness：ある特定の例において効果がある．

例文 The treatment is **effective** in the early stage but may not be **efficacious** throughout the course of the disease.

●endemic, epidemic

endemic condition, endemic diseases：ある特定の場所またはある特定の人々の間で流行している状態，病気．

epidemic condition：ある限定された場所で突然起こる状態，病気を指し，通常一過性．

hyperendemic：非常に流行している状態．

pandemic：epidemic な状態が広域にわたりみられる状態．

例文 The Parkinson-Dementia Complex is considered an **endemic** disease in Guam.

付録2　よくみられる語，句の使用上の誤り | 191

例文 Some studies suggest that AIDS has reached epidemic proportions on the entire world.

●examine, evaluate

患者が(診察)検査される場合が examine で，患者の状態，疾患が評価される場合が evaluate.

例文 The physician examined the patient and evaluated his neurological symptoms.

●incidence, prevalence

incidence：特定の期間に，新たに発生するケース数の，同じ疾病に罹患する危険性のある人口総数に対する割合：新しいケースの発生率．

prevalence：ある一時点である疾患に罹患しているケース数の，同じ疾病に罹患する危険性のある人口総数に対する割合：現に存在するケース数．

例文 The incidence of Alzheimer's disease has increased during the past five years.

例文 The prevalence of multi-infarct dementia is higher than Alzheimer's type dementia in Japan.

●morbidity, morbidity rate; mortality, mortality rate, fatality rate, case-fatality rate

morbidity：罹患している状態の記述．

morbidity rate：ある特定の病気に罹患している患者数の，同じ病気に罹患する危険性のある人口総数に対する割合．

mortality：ある特定の状態で死亡した人数．

mortality rate：ある特定の母集団における死亡者数をその時点での人口総数に対する割合．

fatality rate：ある特定の状態にある患者で，その状態ゆえに死亡する率．

case-fatality rate：ある一定期間内にある状態で死亡する人の率．

例文 Morbidity due to pneumonia is an increasing health problem.

例文 The morbidity rate of pneumonia has decreased.

例文 The mortality rate of tuberculosis is negligible.

例文 The fatality rate of AIDS is not 100％.

negative, positive, normal, abnormal

これらの語は観察，結果または知見に対して適応される．

例文 The result of a tuberculin test proved to be **positive**.

例文 The results of the physical examination were **normal**.

例文 Findings of the computed tomographic scan showed **abnormalities** in the left temporal lobe.

observe, follow

患者は follow されるのではなく，観察(observe)される．ケースは follow される．

例文 The patient was carefully **observed** during the first week of the disease.

例文 We **followed** a case with Alzheimer's disease.

over

「〜以上」または「〜期間」の意味になるが，over を使用せずに，以下の例文のようにより正確な語を使用するほうがよい．

例文 The cases were followed up for **more than** three years.

年齢に関して over, under の意を表したい場合は，older than, younger than を用いる．

例文 All the subjects **older than** 65 were grouped in the elderly category.

単位に関して over, under の意を表したい場合は，more than, less than を使用する．

例文 **More than** 100 subjects were included as controls.

quantitate, quantify, measure

「測定する」の意で用いる場合は quantitate より明確でわかりやすい measure を使用するほうがよい．quantify は measure と同義であるが，測定する対象に数値を割り当てるのがより困難であるといったニュアンスを伴う．

例文 The patient's blood pressure was regularly **measured**.

例文 The researchers developed a test to **quantify** the quality of ADL for the elderly patient.

付録2　よくみられる語，句の使用上の誤り　193

●regime, regimen

regime：政府の一形態，社会的規制．

regimen：患者の健康を向上させ，維持するための組織立った計画．

例文　The patient's regimen for hypertension included a special diet with a reduced amount of sodium.

●suspicious of, suggestive of

suspicious of：疑わしい，信用しない場合．

suggestive of：〜を示唆する場合．

例文　The findings of MRI were suggestive of an infarction in the thalamus.

●use, utilize, usage

一般には utilize より use のほうが好ましい．utilize は実用的使用または実際的説明となるの意があり，なにかに対する新しい使用法の発見を示唆する．

usage：一般に言語学的な運用または手続きを指す．

例文　Using food as medicine, a patient recovered.

This expression is not included in the contemporary usage of English.

付録3
略語一覧

主要な略語と同義語

A

ABMS	American board of medical specialties
ABPM	ambulatory blood pressure monitoring
ACC	anterior cingulate cortex
ACE	angiotensin-converting enzyme
ACEP	American college of emergency physicians
ACGME	accreditation council for graduate medical education
ACI	asymptomatic cerebral infarct
ACLS	advanced Cardiovascular Life Support
ACP	advance care planning, advanced care plan
ACS	acute coronary syndrome
ACTH	adrenocorticotropic hormone
ACVS	acute cerebrovascular stroke
ADAS	Alzheimer's disease assessment scale
ADH	antidiuretic hormone
ADHD	attention deficit/hyperactivity disorder
ADL	activities of daily living
ADP	adenosine diphosphate
ADPase	adenosine diphosphatase
ADR	alternative dispute resolution
AFP	α-fetoprotein
AGE	advanced glycation end products
AHA	American Heart Association
AHN	artificial hydration and nutrition
AHT	abusive head trauma
AIDS	acquired immunodeficiency syndrome
AIS	acute ischemic stroke
AKI	acute kidney injury
ALE	advanced lipid peroxidation end products
ALT	alanine aminotransferase→GPT
AML	acute myelogenous leukemia
AMP	adenosine monophosphate
ANA	antinuclear antibody

AOSD	adult-onset Still's disease
APB	atrial premature beat
APL	acute premelogenous leukemia
APT	attention process training
APTT	activated partial thromboplastin time
AQ	aphasia quotient
ARAS	ascending reticular activating system
ARB	angiotensin II receptor blocker
ARDS	adult respiratory distress syndrome
ARF	acute renal failure
ASA	American stroke association
ASL	arterial spin labeling
ASPECTS	Alberta stroke programme early CT score
ASRH	acute stroke ready hospitals
AST	aspartate aminotransferase→GOT
ATC	acute traumatic coagulopathy
ATP	adenosine triphosphate
ATPase	adenosine triphosphatase
ATRA	all-trans retinoic acid
AUC	area under the curve

B

BCG	bacille Calmette-Guérin
BHI	best healthcare information
BIT	behavioral inattention test
BLS	basic life support
BMI	body mass index または brain-machine interface
BNP	brain natriuretic peptide
BOLD	blood oxygen (active) level dependent
BP	blood pressure
BPS	behavioral pain scale または biophysical profile score

付録3 略語一覧 | 195

主要な略語と同義語（つづき）

BPSD	behavioral and psychological symptoms of dementia
BRSE	behavioral rating scale for the elderly
BSA	body surface area
BSC	balance score card
BSL	biosafety level
BTPS	body temperature, pressure, saturated

C

C	complement（例，C1, C2, …C9）
CACMS	committee on the accreditation of Canadian medical schools
CADASIL	cerebral autosomal dominant arteriopathy with subcortical infarcts and leukoencephalopathy
CAM	clinical ASPECT mismatch または complementary and alternative medicine
cAMP	cyclic adenosine monophosphate
CAPD cycle	check, action, plan, do cycle
CAS	clinical assessment for spontaneity
CAT	clinical assessment for attention
CBA	computer assisted behavioral assessment
CBC	complete blood cell
CBT	cognitive behavioral therapy
CCAS	cerebellar cognitive affective syndrome
CCP	comorbidity complication procedure
CDC	centers for disease control and prevention
CE	cardioembolism
CEA	carcinoembryonic antigen
CEX	clinical evaluation exercise
CFD	computational fluid dynamics
CFT	complement fixation test
cGMP	cyclic guanosine monophosphate
CI	confidence interval
CIM	clinical imaging mismatch
CIN	clinical innovation network
CK	creatine kinase
CKD	chronic kidney disease
CMB	cerebral microbleeds
CMCT	central motor conduction time
CMD	clinically meaningful difference

CMI	cerebral microinfarct または certified medical interpreter
CMIE	commission for medical interpreter education
CMV	cytomegalovirus
CNS	central nervous system
COI	center of innovation または conflict of interest
COPD	chronic obstructive pulmonary disease
CP	Critical/Clinical Path
CPR	cardiopulmonary resuscitation
CPSP	central poststroke pain
CPSS	Cincinnati prehospital stroke scale
CR	calory restriction または cognitive rehabilitation
CREB	cyclic AMP responsive element binding
CRF	corticotropin-releasing factor
CRPS	compound regional pain syndrome
CS	customer satisfaction
CSC	comprehensive stroke center
CSD	cortical spreading depression
CSF	cerebrospinal fluid
CST	corticospinal tract
CSW	community social worker
CT	computed tomography, computed tomographic
CTE	chronic traumatic encephalopathy
CVA	cerebrovascular accident または costovertebral angle
CVD	cerebrovascular disease

D

DAI	diffuse axonal injury
dAMP	deoxyadenosine monophosphate（deoxyadenylate）
DAPT	dual antiplatelet therapy
DAT	device aided therapy
D&C	dilation and curettage
DCS	dorsal column stimulation
DDT	dichlorodiphenyltrichloroethane（chlorophenothane）

主要な略語と同義語（つづき）

DE	dose equivalent
DEV	duck embryo vaccine
dGMP	deoxyguanosine monophosphate（deoxyguanylate）
DIC	disseminated intravascular coagulation
DIF	direct immunofluorescence
DKA	diabetic ketoacidosis
DLPFC	dorsolateral prefrontal cortex
DMAT	disaster medical assistance team
DMD	disease modifying drug
DOAC	direct oral anticoagulants
DPC	Diagnosis Procedure Combination
DPM	diffusion perfusion mismatch
DRG/PPS	diagnosis related group/prospective payment system
DSM	diagnostic and statistical manual of mental disorders
DST	disaster support team
DVT	deep vein thrombosis

E

EBD	evidence based design
EBM	evidence based medicine/management
EBV	Epstein-Barr virus
ECFMG	educational commission for foreign medical graduates
ECG	electrocardiogram, electrocardiographic
ECT	electroconvulsive therapy
ED	effective dose または erectile dysfunction
ED50	median effective dose
EEE	eastern equine encephalomyelitis
EEG	electroencephalogram, electroencephalographic
EHR	electronic health records
EIA	enzyme immunoassay
ELISA	enzyme-linked immunosorbent assay
ELSI	ethical legal social issues
ELVO	emergent large vessel occlusion
EMG	electromyogram, electromyographic
EMIS	emergency medical information system
EMIT	enzyme-multiplied immunoassay technique
EMR	electronic medical records
ENG	electronystagmogram, electronystagmographiy
EOG	electro-oculogram, electro-oculographiy
EPOC	evaluation system of postgraduate clinical training
ES cells	embryonic stem cells
ESKD	end-stage kidney disease
ESP	extrasensory perception
ESR	erythrocyte sedimentation rate
ESRD	end-stage renal disease
EST	electroshock therapy
EVR	evoked visual response
EXTEND	extending the time for thrombolysis in emergency neurological deficit

F

FA	fractional anisotropy
FAB	frontal assessment battery
FAS	full analysis set
FAST	face, arm, speech, time または focused assessment with sonography for trauma
FBSS	failed back surgery syndrome
FCD	focal cortical dysplasia
FEV	forced expiratory volume
FEV_1	forced expiratory volume in 1 second
FFA	free fatty acid
FFP	fresh frozen plasma
FGR	fetal growth restriction
FHM	familial hemiplegic migraine
FIM	functional independence measure
FLAIR	fluid attenuated inversion recovery
FM	facility management
FOP	fibrodysplasia ossificans progressiva
FSH	follicle-stimulating hormone
FTA	fluorescent treponemal antibody
FTA-ABS	fluorescent treponemal antibody absorption
FTD	frontotemporal dementia
FUS	focused ultrasound surgery

付録3 略語一覧 197

主要な略語と同義語（つづき）

FVC　forced vital capacity

G

GAFA　Google, Apple, Facebook, Amazon
GCSE　generalized convulsive status epilepticus
G-CSF　granulocyte-colony stimulating factor
GDP　guanosine diphosphate
GEMITS　global emergency medical support information transport system
GERD　gastroesophageal reflux disease
GFR　glomerular filtration rate
GI　gastrointestinal
GIS　geographic information system
GLC　gas-liquid chromatography
GMP　guanosine monophosphate（guanylate, guanylic acid）
GMT　geometric mean titer
GnRH　gonadotropin-releasing hormone
GOM　granular osmiophilic material
GOT　glutamic oxaloacetic transaminase→AST
GPT　glutamic pyruvic transaminase→ALT
GTR　gross total removal

H

HACC　hazard analysis and critical control point
HAL　hybrid assistive limb
HASU　hyperacute stroke unit
Hbco　carboxyhemoglobin
HBO　hyperbaric oxygen
Hbo_2　oxyhemoglobin, oxygenated hemoglobin
HbS　sickle cell hemoglobin
HBV　hepatitis B virus
HCFA　Health Care Finance Administration
hCG　human chorionic gonadotropin
HCM　hypertrophic cardiomyopathy
HDCT　high dose chemotherapy
HDL　high-density lipoprotein
HDL-C　high-density lipoprotein cholesterol
HDS　Hamilton depression score
HDS-R　Hasegawa dementia scale-revised
HHT　hereditary hemorrhagic telangiectasia ＝

Osler-Weber-Rendu disease
HIF　hypoxia inducible factor
HIM　health insurance marketplace
HIR　hyperperfusion intensity ratio
HIV　human immunodeficiency virus
HMO　health maintenance organization
HPF　high-power field
HPLC　high-pressure liquid chromatography
HSF　heat shock factor
HSP　heat shock protein
HSV　herpes simplex virus
HTLV　human T-cell lymphotropic virus, human T-cell leukemia virus
HUS　hemolytic uremic syndrome
HVS　hyperdense vessel sign

I

IADL　instrumental activities of daily living
IAP　incident action plan
IARC　international agency for research on cancer
IC　informed consent
ICD　International Statistical Classification of Diseases and Related Health Problems
ICF　international classification of functioning, disability and health
ICIDH　international classification of impairments, disabilities and handicaps
ICLS　immediate cardiac life support
ICRP　international commission on radiological protection
ICS　incident command system
ICU　intensive care unit
ICU-AW　ICU-acquired weakness
ID　infective dose
Ig　immunoglobulin
IGF　insulin-like growth factors
IHN　integrated healthcare network
IM　intramuscular, intramuscularly
IMIA　international medical interpreter association

主要な略語と同義語（つづき）

IPMT	intraductal papillary mucinous tumor
IMRT	intensity modulated radiation therapy
IOP	intraocular pressure
IPE	interprofessional education
iPS cells	induced pluripotent stem cells
ISG	immune serum globulin
ISI	international sensitivity index
ISLS	immediate stroke life support
ISO	International Standard Organization
ITB	intrathecal baclofen
ITP	idiopathic thrombocytopenic purpura または immune thrombocytopenic purpura
IUD	intrauterine device
IVP	intravenous pyelogram

J

JATEC	Japan advanced trauma evaluation and care
JCEP	Japan council for evaluation of postgraduate clinical training
JCHO	Japan community health care organization（ジェイコー）
JCI	joint commission international
JCQHC	Japan council for quality health care
JCS	Japan Coma Scale
JME	juvenile myoclonic epilepsy
JMECC	Japanese medical emergency care course
JND	Japan neurosurgical database
JNTDB	Japan neurotrauma data bank

K

KO	knock out（animal）
KPI	key performance indicator
KPSS	Kurashiki prehospital stroke scale

L

LAA	large artery atherosclerosis
LAMP 法	loop-mediated isothermal amplification 法
LAV	lymphadenopathy-associated virus
LCIG	levodopa/carbidopa intestinal gel

LCME	liaison committee on medical education
LD	lethal dose
LD_{50}	median lethal dose
LDH	lactate dehydrogenase
LDL	low-density lipoprotein
LDL-C	low-density lipoprotein cholesterol
LED	levodopa equivalent dose
LEDD	levodopa equivalent daily dose
LFP	local field potential
LGS	Lennox Gastaut syndrome
LH	luteinizing hormone
LHRH	luteinizing hormone-releasing hormone
LMS	learning management system
LPFC	lateral prefrontal cortex
LSD	lysergic acid diethylamide

M

MBO	management by objectives and self-control
MCH	mean corpuscular hemoglobin
MCHC	mean corpuscular hemoglobin concentration
MCI	mild cognitive impairment
MCLS	mucocutaneous lymphnode syndrome
MCS	minimally conscious state→confusion
MCV	mean corpuscular volume
MD	muscular dystrophy または doctor of medicine
MDC	major diagnostic category
MEC	mean effective concentration
MEJ	medical excellence Japan
MGUS	monoclonal gammopathy of undetermined significance
MIC	minimum inhibitory concentration
MMD	multimodality and multiple disabilities
MML	medical markup language
MMSE	mini-mental state examination
MPFC	medial prefrontal cortex
MRI	magnetic resonance imaging
MRM	medical risk management
mRNA	messenger RNA

主要な略語と同義語（つづき）

mRS	modified Rankin scale
MRSA	methicillin resistant *Staphylococcus aureus*
MS	multiple sclerosis
MT	mechanical thrombectomy
MTBI	mild traumatic brain injury
MTBIC	mild traumatic brain injury committee

N

NAFLD	non-alcoholic fatty liver disease
NANB	non-A, non-B
NASH	nonalcoholic steatohepatitis
NaSSA	noradrenergic and specific serotonergic antidepressant
NBM	narrative-based medicine
NCD	national clinical database
NCDs	noncommunicable diseases
NCSE	neuroconvulsive status epilepticus または non-convulsive status epilepticus
NET	neuroendovascular therapy
NF	nuclear factor
NFT	neurofibrillary tangle
NGSP	national glycohemoglobin standardization program
NICU	neonatal intensive care unit
NIH	National Institute of Health
NIHSS	NIH stroke scale
NK	natural killer
NLP	neurolinguistic programming
NOAC	non-vitamin K antagonist（new/novel） oral anticoagulants
NOTES	natural orifice transluminal endoscopic surgery
NOX	NADPH oxidase
NRP	neonatal resuscitation program
NRS	numerical rating scale
NS	not significant
NSAIDs	non-steroidal anti-inflammatory drugs
NST	nutrition support team
NTP	normal temperature and pressure
NYHA	New York Heart Association

O

OAB	overactive bladder
OBE	outcome-based education
OFC	orbitofrontal cortex
OPTM-study	Outreach Palliative care Trial of Integrated regional Model
OR	odds ratio
OSI	oscillatory shear index
OTT	onset to treatment time

P

P4P	pay for performance
PALS	pediatric advanced life support
PAS	periodic acid-Schiff
PASAT	paced auditory serial addition test
PAT	paroxysmal atrial tachycardia
PBC	primary biliary cholangitis
PCC	prothrombin complex concentrate
PCR	polymerase chain reaction
PCRS	patient competency rating scale
PEACE	Palliative care Emphasis program on symptom management and Assessment for Continuous medical Education
PEEP	positive end-expiratory pressure
PET	positron emission tomography
PFM	patient flow management
PHD	prolyl hydroxylase
PHR	personal health record
PICS	post intensive care syndrome
PICS-F	PICS-family
PID	pelvic inflammatory disease
PKU	phenylketonuria
PPC	progressive patient care
PPD	purified protein derivative（tuberculin）
PPI	proton pump inhibitor
PRES	posterior reversible encephalopathy syndrome
PROBE	prospective randomized open blinded end-point study
PS	patient satisfaction または performance status または primary survey

主要な略語と同義語（つづき）

PSA	prostate specific antigen
PSAGN	post-streptococcal acute glomerulonephritis
PSC	primary stroke center
PSL	prednisolone
PSLS	prehospital stroke life support
PSP	progressive supranuclear palsy
PSRO	professional standard review organization
PSVT	paroxysmal supraventricular tachycardia
PT	prothrombin time
PTA	percutaneous transluminal angioplasty
PTG	posttraumatic growth
PT-INR	prothrombin time-international normalized ratio
PTSD	posttraumatic stress disorder
PTT	partial thromboplastin time
PUVA	oral psoralen with long-wave UV radiation in the A range（photochemotherapy）
PWV	pulse wave velocity

R

RAM	random access memory
RAST	radioallergosorbent test
RBC	red blood cell
RBRVS	resource based relative value scale
RCC	retrochiasmal craniopharyngioma
RCPM	Raven's coloured progressive matrices
RCT	randomized control test
REM	rapid eye movement（sleep）
RM	risk management
RNA	ribonucleic acid
ROM	read-only memory
ROS	reactive oxygen species
ROT	reality orientation therapy
RPLS	reversible posterior leukoencephalopathy syndrome
RR	relative risk
RSD	reflex sympathetic dystrophy
RST	respiratory support team
RSV	respiratory syncytial virus

rTMS	repetitive transcranial magnetic stimulation
rt-PA	recombinant tissue plasminogen
RTTC	regional teacher training center

S

SAC	stent assisted coiling
SARS	severe acute respiratory syndrome
SAS	sleep apnea syndrome
SBAR	situation background assessment recommendation
SBI	silent brain infarction
SBS	secondary bilateral synchrony
SCD	spinocerebellar degeneration
SCID	severe combined immunodeficiency disease または structured clinical interview for DSM
SCS	spinal cord stimulation
SCU	stroke care unit
SDPTG	second derivative plethysmogram
SDR	skull density ratio
SEM	scanning electron microscope
SFS	stereotactic functional surgery
SGLT2	sodium-glucose co-transporter 2
SHP	Schönlein-Henoch purpura
SI	Système international d'unités（international system of units）
SIADH	syndrome of inappropriate secretion of antidiuretic hormone
SIAS	stroke impairment assessment set
SIDS	sudden infant death syndrome
SIRS	systemic inflammatory response syndrome
SIVD	subcortical ischemic vascular dementia
SLE	systemic lupus erythematosus
SM	safety management
SNRI	serotonin noradrenaline reuptake inhibitor
SOD	superoxide dismutase
SPD	supply processing and distribution
sp gr（SG）	specific gravity
SPGR	Spoiled Grass：spoiled gradient recalled

付録3 略語一覧 | 201

主要な略語と同義語（つづき）

	acquisition in the steady state
SPM	statistical parametric mapping
SRS	stereotactic radiosurgery
SRT	stereotactic radiotherapy
SS	secondary survey または simple steatosis
SSCG	surviving sepsis campaign guidelines
SSI	software service incorporation
SSRI	selective serotonin uptake inhibitor
ST 合剤	sulfamethoxazole と trimethoprim の 5 対 1 の合剤
STAP	stimulus-triggered acquisition of pluripotency
STAT3	signal transducer and activator of transcription 3
STD	sexually transmitted disease
STEM	science, technology, engineering, mathematics
STM	short term memory
SVD	small vessel disease
SVS	susceptibility vessel sign

T

T_3	triiodothyronine
T_4	thyroxine
TACE	transarterial chemoembolization
TAE	transcatheter arterial embolization
TAIC	transarterial infusion chemotherapy
TBI	traumatic brain injury
TBS	tract based statistics
TCA	tricyclic antidepressants
TCDB	traumatic coma data bank
TD	temporal difference
TDS	tobacco dependence screener
TEED	total electrical energy delivered
TF	tissue factor
Tg	transgenic (animal)
TGF	transforming growth factor
THP	total health planner
TIBC	total iron-binding capacity
TKA	total knee arthroplasty
TLO	technology licensing organization

TM	traditional medicine
TMS	transcranial magnetic stimulation
TMT	trail making test
TNF	tumor necrotizing factor
TPA	tissue plasminogen activator
TPN	total parenteral nutrition
TQC	total quality control
TQM	Total Quality Management/Medicine
TRALI	transfusion-induced acute lung injury
TRD	treatment refractory depression
TRH	thyrotropin-releasing hormone
tRNA	transfer ribonucleic acid
TSC	thrombectomy capable stroke center
TSH	thyrotropin (thyroid-stimulating hormone)
TSH-RF	thyroid-stimulating hormone-releasing factor
TSS	toxic shock syndrome
TTP	thrombotic thrombocytopenic purpura

U

UMIN	University Hospital Medical Information Network
UPDRS	unified Parkinson's disease rating scale

V

VaD	vacular dementia
VADA	vertebral artery dissecting aneurysm
VC	vital capacity
VCI	vascular cognitive impairment
VDT	visual display terminals
VEP	visual evoked potential
VER	visual evoked response
VHDL	very-high-density lipoprotein
VLDL	very-low-density lipoprotein
VNS	vagal nerve stimulation
VPB	ventricular premature beat
VPN	virtual private network
VWI	vessel wall imaging

主要な略語と同義語（つづき）

W

WAB	western aphasia battery
WAIS	Wechsler Adult Intelligence Scale
WBC	white blood cell
WBRT	whole brain radiation therapy
WCST	Wisconsin card sorting test
WEE	western equine encephalomyelitis
WFME	world federation for medical education
w-ICH	Warfarin-associated intracranial hemorrhage
WPW	Wolff-Parkinson-White syndrome
WSI	wall shear index

数字に関する略語と記号

A

acre ac

ampere A

angstrom 1Å＝0.1 nm

atmosphere, standard atm

B

bar bar

barn b

becquerel Bq

Bessey-Lowry unit Bessey-Lowry unit

Bodansky unit BU

British thermal unit BTU

C

calorie 1 calorie＝4.2 J

candela cd

Celsius C（symbol, eg, 40℃）

centigram cg

centimeter cm

centimeters of water cmH_2O

centipoise cp

coulomb C

counts per minute cpm

counts per second cps

cubic centimeter cm^3

cubic foot cu ft

cubic inch cu in

cubic meter m^3

cubic micrometer μm^3

cubic millimeter mm^3

cubic yard cu yd

curie Ci

D

dalton d

day d

decibel dB

decigram 1 decigram＝0.1 g

deciliter dL

decimeter 1 decimeter＝0.1 m

diopter D

disintegrations per minute dpm

disintegrations per second dps

dram dram

dyne dyne

E

electron volt eV

electrostatic unit ESU

equivalent Eq

equivalent roentgen equivalent roentgen

F

farad（electric capacitance） F

Fahrenheit F

femtogram fg

femtoliter fL

femtomole fmol

fluid ounce fl oz

foot ft

foot-candle ft-c

foot-pound ft-lb

foot-lambert fl

G

gallon gal

gas volume gas volume

gauss G

grain grain

gram g

gravity g

gray Gy

H

henry H

hertz Hz

horsepower hp

hour h

数字に関する略語と記号（つづき）

I・J

immunizing unit	ImmU
inch	in
international benzoate unit	IBU
international unit	IU
joule	J

K

kelvin	K
kilocurie	kCi
kilodalton	kd
kiloelectron volt	keV
kilogram	kg
kilohertz	kHz
kilojoule	kJ
kilometer	km
kilovolt	kV
kilovolt-ampere	kVA
kilovolt（constant potential）	kV（cp）
kilovolt（peak）	kV（p）
kilowatt	kW
King-Armstrong unit	King-Armstrong unit
knot	knot または kn，kt

L

liter	L
lumen	lumen または lm
lux	lux または lx

M

megacurie	MCi
megacycle	Mc
megahertz	MHz
megaunit	megaunit
meter	m
metric ton	metric ton
microampere	μA
microcurie	μCi
microfarad	μF
microgram	μg
microliter	μL

micrometer	μm
micromole	μmol
micromolar	μmol/L
micronormal	μN
micro-osmole	μOsm
microunit	μU
microvolt	μV
microwatt	μW
mile	mile または mi
miles per hour	mph
milliampere	mA
millicurie	mCi
millicuries destroyed	mCid
milliequivalent	mEq
millifarad	mF
milligram	mg
milligram-element	mg-el
milli-international unit	mIU
milliliter	mL
millimeter	mm
millimeters of mercury	mmHg
millimeters of water	mmH_2O
millimicron equivalent	mmEq
millimole	mmol
millimolar	mmol/L
million electron volts	MeV
milliosmole	mOsm
millirem	mrem
milliroentgen	mR
millisecond	ms
milliunit	mU
millivolt	mV
milliwatt	mW
minute（time）	min
molar	mol/L
mole	mol
month	mo
mouse unit	MU

付録3 略語一覧 | 205

数字に関する略語と記号（つづき）

N

nanocurie　　nCi

nanogram　　ng

nanometer　　nm

nanomolar　　nmol/L

nanomole　　nmol

newton　　N

normal（solution）　　N

O

ohm　　Ω

osmole　　osm

ounce　　oz

P

parts per million　　ppm

pascal　　Pa

picocurie　　pCi

picogram　　pg

picometer　　pm

pint　　pt

pound　　lb

pounds per square inch　　psi

pounds per square inch absolute　　psia

pounds per square inch gauge　　psig

prism diopter　　PD, Δ

Q・R

quart　　qt

rad　　1 rad＝0.01 Gy

radian　　radian

rat unit　　RU

revolutions per minute　　rpm

roentgen　　R

roentgen equivalents man（mammal）　　rem

roentgen equivalents physical　　rep

S

Saybolt seconds universal　　SSU

second　　s

siemen　　siemen または s

Sievert　　Sv

square centimeter　　cm^2

square foot　　sq ft

square inch　　sq in

square meter　　m^2

square millimeter　　mm^2

Svedberg flotation unit　　Sf

T

tesla　　T

tonne（metric ton）　　tonne または t（MTN）

tuberculin unit　　TU

turbidity-reducing unit　　TRU

U・V

unit　　U

volt　　V

volume　　vol

volume per volume　　vol/vol

volume percent　　vol%

W・Y

watt　　W

week　　wk

weight　　wt

weight per volume　　wt/vol

weight per weight　　wt/wt

yard　　yd

year　　y

索引

和文

あ行
一般名, 薬品　100

か行
開頭術　62
開腹術　62
化学療法　62
可算名詞　75, 77, 114, 118, 126
冠詞　48
患者　81
原著論文　6
考察　18
肯定形　33
国際定量単位　39
国際度量衡総会　58

さ行
時制　52
死亡率　91
手術　62
手段　62
受動態　29
商品名, 薬品　100
抄録　12
造影CT　104

た行
題材　13
単純CT　104
段落　26
抽象（不可算）名詞　49, 70
定冠詞　79, 118, 130
特別動詞　68, 70

な行
年齢　59
能動態　29

は行
否定形　33
否定文　45
標準誤差　59
標準偏差（値）　15, 59
不可算名詞　122
副詞句　131, 133
普通名詞　49, 75
物質名詞　105
不定冠詞　79, 105, 114, 130

ま行
無冠詞単数名詞　49

や行
薬品名　100
薬物療法　62
要約　12

ら行
略語　39, 78
倫理委員会　14

記号・欧文

% 58

A
abstract 12
accompanied by 114, 130
adequate 109
am 68
amount 126
approach 13
are 68
associated with 130

B
be 動詞 47
book 28
by 59, 60, 81
by（the）use of 66

C
can 68
case 55, 81
chapter 28
chemotherapy 62
could 68
craniectomy 62
craniotomy 62

D
damage 109
damage to 110
dare 68
death rate 91
did 68
discussion 18
do 68
does 68

E・F
extremity 55

female 54
from 110

H
had 68
has 68
have 68

I
indicative title 8
informative title 8
is 68

K・L
kg 58

laparotomy 62
legend 15
limb 55

M
m 58
male 54
may 68
medication 62
medicine 75
might 68
mL 58
mm 58
mortality 91
must 68

N・O
nee 68

on 81
on admission 80
onset 80
operation 62
ought 68

P

paragraph 25, 28
patient 55, 81
postcontrast CT scan 104
precontrast CT scan 104

R

radiation 62
radiotherapy 62

S

section 28
sentence 28
shall 68
should 68
spell out 80
standard deviation (SD) 59
standard error (SE) 59
structure 26
suffer from 121
sufficient 109

summary 12
surgery 62

T

tense 52
the shorter, the better 132
to 59

U・V

used 68

volume 28

W

was 68
were 68
will 68
with 60
word 28
would 68